Copyright © 2021 Carmen Jonnes

Todos los derechos reservados.
ISBN: 9798502272124

Carmen Jonnes (Castellón, 1981). Licenciada en Derecho y Máster en Comunicación, Publicidad, Relaciones Públicas y RRHH. Co-autora del libro "Estudios sobre la modernización de la Administración Local" Editorial La LEY. En 2008 obtuvo el Premio Ciutat de Castelló por sus más de 600 artículos en el ámbito del medio ambiente y las energías renovables. Finalista en Womenalia Startup Day por su emprendimiento "EGOVOLO.com" reconocido como el mejor e-commerce del sector nupcial durante 5 años consecutivos en los premios Wedding Awards.

En 2017 abrió su canal de Youtube y empezó a compartir su experiencia sobre la infertilidad. El objetivo era dar voz a miles de mujeres y parejas que sufren en silencio la búsqueda de embarazo. Su misión es que esta enfermedad deje de ser un tema tabú en la sociedad. Actualmente su canal ha superado las 50 mil suscriptoras y ayudado a miles de mujeres.

En 2019 crea la primera comunidad privada para Buscadoras de Embarazo (creandounavida.com) donde cientos de mujeres comparten cada día su camino hacia la maternidad. Ha entrevistado a más de 50 expertos en fertilidad de todo el mundo y documentado miles de casos de infertilidad de parejas reales. Esto le ha permitido tener una amplia visión, tanto física como emocional de la fertilidad.

Su formación académica, unido a los conocimientos en fertilidad y a su propia experiencia en la búsqueda de embarazo, hacen que este libro sea una herramienta llena de empatía y estrategias útiles para que el camino hacia la maternidad sea mucho más llevadero.

Para más información visita la página web:
www.creandounavida.com

También puedes seguir a Carmen Jonnes en:
@carmen.jonnes
Youtube.com/carmenjonnes

En busca de la fertilidad

CARMEN JONNES

A ti, que me acompañas e impulsas hasta el infinito.
Que llenas mi vida de ganas. Siempre juntos.

A vosotros, mis hijos, que me habéis convertido en otra,
más fuerte, más segura, y con más amor.

Nota de la autora

Nunca imaginé que algo que creía que iba a ser fácil se convertiría en uno de los retos más importantes de mi vida.

Durante el proceso, me di cuenta de la soledad que se siente cuando eres tú la que no te quedas embarazada. ¿Por qué yo no? ¿Por qué me pasa esto a mí?

Hablar de infertilidad era un tema que incomodaba y que se vivía como algo tabú, algo que había que esconder.

No tener con quién compartir lo que me pasaba, ni contrastarlo con otras personas que podrían estar viviendo lo mismo que yo, me hizo reflexionar mucho sobre cuántas mujeres habría en el mundo sufriendo en soledad.

Así que, si me quedaba embarazada, mi propósito de vida sería dar voz a la infertilidad para que dejara de ser un tema tabú; educar a quién no sabe que quedarse embarazada no siempre es fácil; que a veces, aún quedándote embarazada, lo puedes perder o que puedes no quedarte nunca si no es con ayuda.

Recuerda, no estás sola y son muy pocos casos los que son imposibles, los demás, son todo posibles que pueden hacerse realidad tarde o temprano.

Índice

Introducción   1

(CAP. 1) El momento perfecto   7

(CAP. 2) La pérdida progresiva de la inocencia   17

- Falta de información verídica   21
- La pareja y la toma de decisiones   23

(CAP. 3) Autoconocimiento   29

- No tengas miedo a explorar tu cuerpo   33
- El método Billings   34
- Conoce cuándo ovulas   34
- ¿Cada cuánto mantener relaciones?   36
- ¿Cómo es el flujo fértil?   38

(CAP. 3) Veo embarazadas por todas partes   43

- ¿Qué puedo hacer para que no me afecte?   47

(CAP. 4) ¿Estoy obsesionada?   55

- No es obsesión es ilusión   59
- Cómo enfrentar el estrés   61

(CAP. 5) **Me siento culpable**   **69**

- La píldora anticonceptiva   72
- Aborto voluntario   73
- Tabaco   74
- Sobrepeso   74
- Reloj Biológico   75
- Herramientas para entender la culpa y separarla   76

(CAP. 6) **Le tocaba a él**   **83**

- La participación de la pareja en la búsqueda   91
- Problemas de factor masculino   93

(CAP. 7) **Si toca, toca**   **99**

- Relaciones programadas   105

(CAP. 8) **Y el deterioro llamó a nuestra puerta**   **113**

- Claves para comunicarte con tu pareja   119

(CAP. 9) **El parón**   **125**

- 5 consejos para retroceder y tomar impulso   129

(CAP. 10) **Siguientes pasos**   **135**

- ¿Es el momento de acudir a una clínica de RA?   143
- ¿Cómo elegir clínica de fertilidad?   143

- ¿Qué tratamientos de fertilidad existen?   145
- Segunda opinión médica   147

(CAP. 11) Lo negro podía transformarse en gris   151

- Cómo afrontar una mala noticia   161

(CAP. 12) ¿FIV con mis óvulos u ovodonación?   170

- Pruebas médicas que piden en esta etapa   182

(CAP. 13) La FIV. Nunca creí que fuera a pasar por esto 187

- Medidas para manejar el estrés   200
- Medicación para FIV   201
- Consejos para la extracción de la muestra de semen   202

(CAP. 14) La betaespera   207

- Qué hacer durante la betaespera   212
- Síntomas de implantación del embrión   214

Historias reales   219

Epílogo   267

Agradecimientos   269

Introducción

"Cuándo te relajes te quedarás". "Cuándo dejes de pensar en ello pasará". "Todo sucede por alguna razón". "Podrían pasar cosas peores". "Siempre te quedará la opción de adoptar". "Iros de viaje, disfrutad, y veréis cómo volvéis con el bombo". "Mi amiga María estaba haciendo los papeles para adoptar y justo en ese momento logró quedar embarazada"...

¿Cuántas veces has tenido que escuchar estas frases?

Solo las personas que hemos vivido la dificultad de quedar embarazadas sabemos lo que se siente cuando alguien, con mala fé o sin ella, te hace estas preguntas. Solo las personas que mes tras mes hemos visto un test de embarazo blanco nuclear, sentimos esas frases como dagas directas al corazón.

Durante años, a raíz de contar mi propia experiencia en Youtube, he tenido la suerte de conocer miles de historias de mujeres que al igual que yo, mientras buscaban embarazo, se han tropezado con enormes piedras que han hecho que este proceso de búsqueda, que debería ser maravilloso y feliz, sea largo, duro e incluso psicológicamente dañino.

Por ello nació Creando una Vida (creandounavida.com), la primera Comunidad privada para buscadoras de embarazo donde, además de sentirnos acompañadas y compartir nuestras experiencias con la búsqueda, estamos informadas por grandes profesionales del ámbito de la salud que responden a todas las dudas que podemos tener.

He entrevistado a más de 50 médicos expertos en fertilidad y acompañado en su búsqueda a más de 50.000 parejas y madres solteras.

Gracias a esto, hoy puedo decir con rotundidad que muchas de estas malas experiencias podrían haberse evitado, ya que mayormente han sido motivadas por la desinformación e información equivocada y las falsas creencias que se han instaurado en nuestro cerebro y hemos crecido creyendo que son verdad.

La motivación principal que me ha llevado a escribir este libro ha sido la de ayudar y dar voz a la infertilidad, un propósito que llevo realizando desde hace ya unos años. Creo que en el mundo habría menos sufrimiento si se conociese cómo de duro puede ser para muchas personas cumplir un sueño que a la vez es un derecho como seres humanos.

Contar mi experiencia personal y los aprendizajes obtenidos a raíz de ella puede suponer una bocanada de aire fresco para aquellas personas que se sientan atrapadas en este mundo, sin encontrar una salida ni saber cuándo llegará la meta tan deseada.

En estas páginas, me abro en canal para contaros lo más profundo de mis sentimientos y cómo me sentí en la búsqueda de mi fertilidad. Y a raíz de ello, sumado a todas las historias que habéis compartido conmigo en estos años, he podido extraer aprendizajes muy valiosos que pueden aliviar el dolor y la pesadez de todas las que estáis en búsqueda de embarazo en este momento.

"Alguien inteligente aprende de la experiencia de los demás" dijo Voltaire.

Si en lugar de decirnos que "se nos pasa el arroz" nos hubieran explicado qué es la reserva ovárica y las consecuencias que tiene tenerla baja; si en lugar de decirnos "tranquila, eso es algo normal, a mí también me ha pasado toda la vida", nos hubieran dicho: "tienes que ir a ver qué te pasa, porque tener dolor de regla no es normal" o si nos hubiesen explicado que, simplemente, el ser humano es el peor reproductor del planeta… no estarías hoy aquí leyendo este libro.

Quizás sabiendo toda esta información antes, hubiéramos podido hacer algo más, y dejar de sufrir como hemos sufrido o estás sufriendo con la búsqueda de embarazo. Algo que debería ser un sueño, un momento mágico, se puede convertir en una pesadilla si no se tiene información.

Por todo ello, quiero acompañarte, si me dejas, en la búsqueda de tu bebé. Poco a poco, página a página, irás soltando lastre y la presión dejará de ser tu compañera fiel.

En este libro encontrarás toda mi historia contada desde el corazón, sin tabúes, tal como la viví y experimenté.

Además, vamos a contar con la participación de cinco guerreras que nos relatan su lucha titánica en busca de su fertilidad. Sin duda, historias llenas de inspiración y esperanza.

Una obra autobiográfica y a la vez de autoayuda que te dará puntos de vista positivos y que, en definitiva, te ayudarán a ser más feliz.

Sin duda, este libro puede ser tu fiel compañero en esta aventura en la que ya te has embarcado con todo tu amor.

No te sientas sola. No te sientas un bicho raro. Te aseguro que yo y miles de mujeres y hombres te entienden y se sienten, en este mismo instante, exactamente igual a como tú te sientes ahora.

Espero que pronto, incluso antes de llegar a la última de las páginas, me puedas anunciar que ya estás embarazada.

"Caminante no hay camino,
se hace camino al andar"

CAPÍTULO 1

El momento perfecto

Creo que ese día se lo volví a preguntar. Necesitaba hablar constantemente del tema porque era algo que llevaba dentro desde hacía tiempo. No sé porqué pero de repente, se despertó en mí una necesidad muy intensa. Como una llama de fuego en mi interior que no se me iba de la cabeza, al igual que el fuego del sol ilumina la Tierra. Quería ser madre, necesitaba ser madre. Mi momento había llegado.

Él era más joven que yo y sabía que quería tener hijos, pero quizás aún era demasiado pronto. No es que fuéramos unos niños, pero es cierto que siempre hemos sido inquietos, viajeros, emprendedores y las prioridades en ese momento, eran otras. El día que tomáramos la decisión de tener un bebé sería un día clave y sabíamos que nos iba a cambiar la vida.

Nos prometimos seguir siendo los mismos y vivir con el mismo espíritu aventurero, pero era una decisión demasiado importante como para no tomarla en el momento adecuado para los dos. Porque esto era una cosa de dos, y eso no debía olvidarlo. No solo dependía de mí. Aunque tengo que reconocer que me hubiera encantado que llegáramos a esa necesidad al mismo tiempo. Él y yo siempre hemos sido uno, siempre hemos ido a la par. Siempre juntos.

Pero en este caso, yo llegué antes y la espera me estaba desesperando un poco. Aunque intentaba disimular, le preguntaba muchas veces que cuándo sería el momento de empezar a buscar un hijo.

Yo le decía ¿y si luego nos cuesta? ¿y si tardamos en lograrlo? Los años pasan y cada vez será más difícil...

Recuerdo que cuando se lo decía, en el fondo de mí, lo hacía para meterle un poco de presión. Realmente, nunca pensé que íbamos a tardar tanto.

Además, me habían dicho que cuando dejabas la píldora anticonceptiva los ovarios se ponían a trabajar como máquinas y las probabilidades de quedar embarazada el primer mes de búsqueda después de la píldora, eran altísimas. ¡Qué ingenua!

Pero ese día, la respuesta fue otra diferente a lo que yo estaba acostumbrada.

–"Vale, sí, ¿por qué no?" –me contestó Iskiam.
–¿Estás seguro? –Le pregunté incrédula.

Mi corazón estaba a punto de explotar. Noté que las pulsaciones se aceleraban y me empezó a entrar calor.

—¡Me había dicho que sí! ¡Ya estaba preparado! —pensé.

Por fin podíamos emprender el viaje hacia nuestra paternidad.

~

La toma de decisiones en la pareja puede ser en ocasiones difícil, por el simple hecho de que cada uno puede llegar a la misma meta en tiempos distintos y tardar en encontrarse.

La búsqueda de un bebé se realiza, en la mayor parte de los casos, acompañadas de pareja por lo que ya no solo depende de ti sino que sois dos personas distintas las que tenéis que llegar a la misma conclusión. (Y si no tienes pareja, tampoco es una decisión fácil, ya que tienes que luchar contra todos los fantasmas que te dicen que solo se puede tener hijos si tienes pareja. Creencias y más creencias obsoletas).

Esto, que ahora no parece tener importancia, lo tiene y mucha. Cuando llevas meses buscando embarazo, este punto, suele ser un motivo de disputas y de desavenencias entre la pareja. Suele echarse por cara que si hubierais empezado antes la búsqueda, quizás no estarías en esta situación en la que os encontráis. Los meses están pasando y el embarazo no llega.

Puedes pensar que "cuanto antes empiezas, antes acabas", y puede que tengas razón, este sería un modo de verlo muy práctico. Pero antes de llegar a esta conclusión, vamos a ponernos en contexto.

Para empezar, hace pocos años, ser madre con veinte años era algo completamente normal. Los tiempos cambian, la mujer y el hombre se empiezan a equiparar en cuanto a derechos y antes de dar paso a la maternidad, la mujer decide que hay otras cosas que hacer antes. Así que a nivel social, de repente, quedarse embarazada con veinte años pasa de ser normal a ser, un poco, una locura.

Con veinte años eres considerada una niña, tienes toda la vida por delante, un futuro que labrarte y forjarte. Generalmente, la edad para independizarte no está cerca todavía, es decir, aún vives con tus padres. Así que, el proyecto "maternidad" probablemente ni siquiera pasa por tu cabeza.

Digo probablemente porque, como en todo, hay excepciones. Depende del país, la cultura y la educación recibida. Pero, por lo general, y por los conocimientos que me han aportado cada una de las historias que he recibido, la maternidad se deja para más adelante.

A los veinte años, todavía no ha llegado nuestro momento.

Buscamos la perfección. Para ser madres queremos encontrar a la pareja perfecta, tener un trabajo fijo en el que nos aseguremos una estabilidad, un hogar, una habitación para el bebé, dinero, coche, queremos haber viajado, quizás habernos casado, estudiado una carrera o labrado un futuro "estable".

Pero ¿sabes una cosa? La vida es imprevisible. Hoy estás aquí y de un día para otro, todo cambia. Hay eventos en la vida de una persona que marcan, que lo destruyen todo a su paso, acontecimientos que, sin haberlo buscado y mucho menos deseado, te obligan a dejar de ser tú para convertirte en otro yo. Seguro que sabes de lo que te hablo.

A la fuerza, te das cuenta de que el momento perfecto, no existe. Quizás hoy digas, "sí, ahora es el momento" y puede que así sea, pero mañana no sabes lo que pasará.

Por eso, cuando el presente no esté yendo como esperas, no mires hacia atrás para buscar un culpable. Eso no te va a ayudar sino todo lo contrario. La decisión la tomásteis cuando los dos llegásteis al mismo punto, cuando los dos os encontrásteis y ese era sin duda, vuestro momento como pareja.

Céntrate en el "hoy" para seguir adelante, porque es lo único que verdaderamente tenemos.

Esto se dice fácil, pero no lo es. Vivir el presente y no dejar que el pasado nos envuelva y que el futuro nos abrume, no es tarea fácil, pero es posible. ¡Vamos a por ello!

Sé lo que estás pensando, es todo muy irónico. Con veinte años eres una mujer perfectamente fértil, casi sin tocar te puedes quedar embarazada. Y tú, que has madurado la decisión y quieres ser mamá, no sucede.

A los veinte, huyes del embarazo. Tu cuerpo te dice que sí

pero tu cabeza te dice —no ¡ni hablar! con todo lo que me queda por hacer.

Incluso, hay quienes se quedan embarazadas, pero como no es su momento, por cualesquiera razones en las que no voy a entrar, deciden interrumpir su embarazo.

Este hecho puntual, en un momento puntual de la vida, puede traernos consecuencias muy dañinas más adelante. Son decisiones que, sin darnos cuenta, nos llenan nuestra mochila de la vida de experiencias. A veces son flores bonitas y ligeras, fáciles de llevar, pero otras veces son piedras grises y pesadas que nos hacen caminar más despacio y más incómodas.

El momento perfecto no existe.

Por eso, no importa cuándo hayas empezado tu camino hacia la maternidad, lo importante es que ya estás recorriendolo. A veces es un camino liso y fácil y otras veces está lleno de obstáculos y piedras. Pero poco a poco vamos a trabajar esa mochila para que sean flores las que te acompañen.

Con inteligencia, fuerza, paciencia y amor tenemos que recorrer el camino que nos ha tocado. Y vamos a tratar de recorrerlo sin pensar que el jardín del vecino es mejor que el nuestro.

Nunca más nos diremos: "Es que empezamos tarde" o "Es que si hubiéramos empezado antes, no estaríamos viviendo esto" o "Si lo llego a saber antes…"

Estas frases son culpabilizadoras y no nos ayudan. Además,

no son empíricamente comprobables ya que nadie sabe lo que hubiera pasado y tampoco se puede prever lo que pasará mañana. Mirar atrás no nos ayuda a avanzar.

NO OLVIDES QUE...

- El momento perfecto no existe.

- El día que decidiste buscar a tu bebé, fue el mejor día que podrías haber elegido.

- Céntrate en el presente, pasito a pasito. No hay nada más real que el día de hoy.

～

Fue ese día cuando llegó nuestro momento. No sé si era el momento perfecto, pero era el nuestro y yo estaba feliz.

"Le di prisa al mal paso
y el tiempo me puso mala cara"

CAPÍTULO 2

La pérdida progresiva de la inocencia

Me sentía en una nube. Mi cabeza empezó a hacer planes sin contar con mi yo racional. No lo podía evitar.

–"Si me quedo embarazada este mes, daré a luz en diciembre" –pensaba.
–Nacerá en Navidad… ¡aunque será el pequeño de clase!

Y buscaba en internet una calculadora para ver la fecha prevista de parto.

De repente, las ganas de mantener relaciones aumentaron exponencialmente. Exagerado. Si fuera por mí, ¡todos los días! Cuantas más veces más posibilidades teníamos de conseguir el embarazo.

El amor rebosaba en mí. Hacer el amor se convirtió en un acto perfectamente hermoso y placentero. Lo que sentía por él iba a dar su fruto literalmente ¿había algo más bonito?

—¿Cómo será? —Le preguntaba.
—Seguro que se parecerá a ti, ¡me lo veo venir! —Y yo misma me sonreía pensando en cómo sería nuestra vida con nuestro hijo en casa.

Empecé a estudiar las reacciones de mi cuerpo. El haber tomado la píldora tantos años me generaba muchas dudas y cierta desconfianza. Ya no sabía lo que era menstruar sin el efecto de la píldora anticonceptiva.

Fui a la farmacia y me compré ácido fólico. Aproveché y le comenté a la farmacéutica de un barrio de L'Hospitalet que queríamos buscar embarazo y que me había dejado la píldora.

—Pues tened cuidado —nos dijo.
—Muchas parejas se quedan embarazadas el primer mes de búsqueda post-píldora. El cuerpo pone a trabajar los ovarios descontroladamente y tienes más probabilidades de quedarte embarazada de más de un bebé!

Salí de esa farmacia más ilusionada de lo que había entrado.

—"Gemelos" —pensé. —Mi madre es gemela, ¡me haría mucha ilusión!

Pasó el primer mes y llegó la regla. Un poco rara, pero era la regla.

–Claro, era normal, mi cuerpo aún estaba regulándose –me dije a mi misma.

Aún así yo quería creer que las posibilidades existían y que ese mes no había sido pero al siguiente sí.

No le contamos a nadie que estábamos buscando embarazo, pronto haríamos una fiesta para celebrarlo. Estaba deseando que llegara ese día.

El mes siguiente tampoco pudo ser, la regla volvió a hacer su aparición estelar.

No podía dejar de pensar en ello y me metí en internet buscando información. Desconocía este mundo de la fertilidad, pero era más que probable que hubiera algo que no estábamos haciendo bien. Obviamente, si lo estuviéramos haciendo bien ya me hubiera quedado embarazada.

Leí que tardar alrededor de un año era completamente normal. Pero bueno, seguro que no iba a ser nuestro caso ¿Por qué tenía que serlo? Por aquel entonces, yo estaba a punto de cumplir 32 años. Estaba en un buen momento en todos los aspectos tanto físico y mental como económico. Iskiam era súper joven y además no bebía, tampoco fumaba... Todo iba a ir bien e iba a suceder pronto.

Y la regla volvió a aparecer.

–Quizás, pensé, ahora que ya habían pasado tres meses, se consideraba que mi cuerpo estaba ya regulado y normal y eso facilitaría la búsqueda.
–¿Seguía tomándome el ácido fólico o lo dejaba temporalmente? Bah! Lo seguía tomando. Probablemente el mes que viene me quedaría.
–Nacerá en marzo... ¿Quién ha nacido en marzo también? ¿Qué signo del zodiaco tendrá? Marzo tampoco era un mal mes para nacer –murmuraba para mis adentros.

Y la regla volvió como cada mes.

Él estaba tranquilo. No hablaba del tema, no decía nada.

~

¡Madre mía!, leo mis pensamientos y pienso que había mucha inocencia en mí. La ilusión me envolvía en cada paso que daba, pero en realidad, sentía que con cada regla, algo se apagaba en mi interior.

Sin saber por qué, cuando estaba cerca de mitad del ciclo, la ilusión regresaba con toda intensidad. Pero me atrevería a decir, que ningún mes volvió a ser como aquel primer mes. Ese mes en el que estaba segura de que podría decirle a todo el mundo ¡Me he quedado a la primera!

En el fondo, hacía mucho tiempo que estaba esperando ese momento de comenzar a buscar bebé y la verdad, deseaba que sucediera rápido. Ya había esperado bastante.

¿Te has sentido así también?

Estos sentimientos de prisa y de poca paciencia no aparecen porque sí, todo tiene una explicación y me encantaría ayudarte con este capítulo a comprenderlos y, de este modo, soltar lastre emocional, que bastante carga llevamos ya encima.

Estos son algunos factores que los ocasionan:

1. **La falta de información verídica.** Desde siempre nos han mandado mensajes equivocados, mensajes que se han arraigado en nuestro cerebro y nos hemos agarrado a ellos con fuerza a base de oirlos una y otra vez.

   Cuando éramos adolescentes, las posibilidades de quedar embarazadas eran altísimas, debíamos evitar a toda costa exponernos a una ínfima posibilidad, porque podíamos quedar embarazadas casi sin tocar y en el momento equivocado.

   Con ese mensaje, se añadía, un "Ya tendrás tiempo para eso", "Eres una niña" "Tienes toda la vida por delante", "Te queda mucho por vivir" o "Antes eran otros tiempos".

   Mi madre me tuvo a una edad mayor, 33 años. Me río de lo de "edad mayor". Recuerdo que mis compañeros y compañeras de clase tenían mamás mucho más jóvenes que la mía. Eso quiere decir que con veintipocos años, la mayoría habían tenido a sus bebés.

Pocos años después, todo había cambiado. Ser mamá a partir de los treinta se consideraba una buena edad.

Pero nadie nos habló nunca de fertilidad ¿a ti sí?. Si es que sí, felicidades, eres una excepción. Pero la realidad más habitual es que nadie nos habló nunca de que con el paso de los años, la posibilidad de concebir podía ir complicándose. Nadie nos informó de que, en esas revisiones ginecológicas que nos hacíamos cada año, había que tener algo más en cuenta que la citología y un "nos vemos el próximo año".

¿Alguna vez te hablaron de los folículos? ¿Alguna vez oíste en esas consultas comentarios sobre tu reserva ovárica? O dime, ¿eres tú una de esas mujeres a las que le recetaron la píldora porque cada mes, el dolor de la menstruación era insoportable? ¡Ay sí!, la píldora ha sido una solución para muchas mujeres. Aunque muchas de esas mujeres no sabían que la píldora no cura y que al dejarla el problema podía seguir ahí o ser mucho más grande.

Nunca nos dijeron que menstruar no tenía que doler… ¿lo sabías?

Una completa falta de información que nos ha traído donde estamos hoy. Y donde miles de mujeres o parejas se acaban encontrando, tristemente, cada día. Esta falta de información hace aflorar sentimientos de culpa, miedos, incertidumbre, desilusión. Sentimientos que provocan que la búsqueda nos resulte cada vez más compleja y dura. Dudamos sobre si cada paso que damos es correcto, sobre si alguna vez lograremos ser mamás o papás. Este proceso se hace muy cuesta arriba y no paramos de preguntarnos si hay algo que estaremos haciendo mal.

¿Te das cuenta? Te echas la culpa, pero **no eres la culpable**.

2. Otro factor importante es **la pareja.** Tomar decisiones de vida, no siempre es fácil. Hay quien no se lo piensa demasiado pero hay otras personas a las que les cuesta mucho más decir que sí. Cada uno tenemos unos ritmos y nuestro particular tiempo. A priori, ser padres es una cosa de dos, así que la decisión es difícil tomarla en solitario.

Si ambos miembros de la pareja no llegan a la decisión al mismo tiempo pueden aflorar en el otro esos sentimientos de impaciencia, inquietud y con el tiempo, un poco de enfado y culpa.

Que lo que queremos hacer con nuestras vidas dependa de las decisiones de los demás, es algo que no nos gusta a nadie. Cuando queremos algo, lo queremos ya. Y es que vivimos en el mundo de la inmediatez.

Antes no existían los móviles, por ejemplo. Te ibas a la calle y nadie esperaba que estuvieras informando cada dos por tres de lo que estabas haciendo o dónde estabas. Simplemente, pactabas con tus padres una hora para volver a casa y ya está.

Con la información pasa lo mismo. Aún recuerdo hacer los trabajos del instituto consultando libros de la biblioteca, haciendo fotocopias para sacar algún fragmento o consultar la enciclopedia Espasa.

Antes todo era más lento y la paciencia la teníamos intrínseca. Ahora no. Ahora quiero algo y lo quiero ya.

Se nos olvida que no podemos controlarlo todo. Se nos olvida que no todo depende de nosotros únicamente.

Y en esto del amor, deciden dos.

Ojalá alguien nos hubiera enseñado que la vida se compone de una importante ración de azar, que otro ingrediente fundamental es el presente y que el futuro es incierto y que, por supuesto, no debe de faltar una pizquita de suerte.

Si nunca te lo han dicho antes, permíteme que te lo diga yo: Buscar embarazo, es uno de los momentos más apasionantes de la vida. Experimentas emociones que nunca antes habías sentido. Escuchas tu voz interior como nunca, analizas tu cuerpo, acabas conociéndote tanto que hasta te sorprendes.

Echando la vista atrás me doy cuenta de que es una etapa de aprendizaje fundamental para la vida. Y que deberían habernos preparado para vivirla con coraje, valentía, paciencia y amor. Amor propio. Y que la impaciencia y el tiempo no deberían nublar lo bonito de esta etapa.

Porque la búsqueda de embarazo es un camino a recorrer: puede ser largo o corto pero deberíamos saber saborear cada paso de ese camino. Que pena que no nos hayan preparado para ello.

Es una etapa en la que dejas atrás una inocencia para convertirte en otro "yo" mucho más poderoso.

Ámate, respétate, aplaudete. Aunque con cada regla algo se apague, la luz volverá a brillar con mucha más intensidad que antes y todo habrá merecido la pena.

NO OLVIDES QUE...

- No es fácil quedarse embarazada a la primera. Lo normal es tardar unos meses en lograrlo, aunque todo esté bien. El ser humano, como especie, tiene muchos fallos a nivel reproductivo.

- Las prisas no son buenas, porque no todo está en nuestras manos. Disfruta de cada paso que das en la búsqueda. Es una etapa crucial en la vida de una mujer.

- El ácido fólico no hay que dejarlo nunca durante la búsqueda. No se acumula, aunque lleves muchos meses tomándolo. Y es muy importante para el desarrollo temprano del embrión.

Nunca pensé que nos iba a costar tanto. Pero algo dentro de mí me decía que teníamos que seguir. Abandonar no era una opción, con cada regla, mi bebé estaba más cerca.

"Vale la pena luchar
por lo que vale la pena tener"

CAPÍTULO 3

Autoconocimiento

Los meses fueron pasando y la misma historia se repetía una y otra vez. Nunca había odiado tanto mi regla. Era algo que no quería ni ver. El cuerpo me mandaba señales que me volvían loca: una mancha marrón unos días antes de la regla, un poquito de dolor en la tripa, a veces dolor de pechos, cansancio, pinchazos... Todos síntomas susceptibles de ser confundidos con el embarazo.

Y fue entonces cuando empezaron las búsquedas incesantes en internet. Cada mes buscaba lo mismo tratando de encontrar la respuesta a todo lo que me pasaba.

¿Era aquél manchado un síntoma de embarazo? ¿El pecho me dolía porque tenía que bajar la regla? Cada señal de mi cuerpo era tan confusa como para hacerme creer que ese mes sí era mi mes. Y ni contar las veces que se me retrasaba un día. Ese día podía hacer cuarenta viajes al baño para comprobar que no había nada y que

todos esos síntomas eran porque estaba embarazada. Y con ello, unos cuantos test de embarazo tirados a la basura de color blanco nuclear.

La búsqueda de embarazo se convirtió en mi único pensamiento, no lo podía evitar. ¿Me estaba obsesionando?

No sé cuántos meses llevábamos buscando pero, desde mi punto de vista, teníamos que dar un paso más porque se me estaba haciendo muy pesado.

Entonces, encontré en un foro de internet que existían unos test con los que podía averiguar cuándo estaba ovulando. Era la primera vez en mi vida que oía hablar de estos test. Ni idea de su existencia antes.

Algunas chicas decían que preferían no utilizarlos por miedo a caer en esa "adicción" o necesidad de tener que hacerse uno cada día para así "cazar" el pico de la ovulación. Temían agobiarse mucho con el tema y querían dejar que la naturaleza hiciera su trabajo.

Lo cierto es que a mí, se me iluminó la bombilla. Necesitaba esos test y los compré. Pensé que si podía llegar a saber con exactitud qué día ovulaba, sería muchísimo más fácil quedarme embarazada.

Con ellos podría detectar si estaba en lo cierto y ovulaba cuando yo creía. Llevaba meses analizando mi flujo y más o menos lo tenía claro, pero una ayuda no vendría nada mal.

Me compré unos test que son como unos cartoncitos estrechos y que se diferencian de los de embarazo por el color. Me parecieron bastante económicos así que metí en el carrito un pack de 50. Una compra de esas que llaman impulsivas, pero suerte la mía que venían con el pack unos cuantos test de embarazo. Me pareció una ganga.

—Cómo son baratos podré hacérmelos durante varios días —pensé. Creo que al contrario de lo que parecía y de lo que sugerían algunas chicas, a mí me iban a venir bien, e incluso reducirían mi ansiedad.

Empezaba un nuevo ciclo. La regla se me había ido ya. Ahora venía una semana de calentamiento, como yo la llamaba , en la que, supuestamente, las posibilidades de quedar embarazada eran bajas, pero aún así, no podíamos dejar pasar la oportunidad.

Así que, como los animales cuando están en celo, rondaba al macho con todas las técnicas seductoras que estaban al alcance de mi imaginación. El macho se dejaba rondar, tengo que decir. Y el vals de las mariposas comenzaba. Le amaba y él siempre me lo ponía todo fácil.

Quería que la espontaneidad reinara en nosotros, pero dentro de mí se elaboraba un plan. Un plan cargado de instinto, de necesidad de supervivencia, de deseo irrefrenable y no podía evitarlo.

Creo que él lo veía, pero no me decía nada. Me sonreía.

Mientras tanto, hacía un viaje detrás de otro al cuarto de baño. Quería observar y entender mi flujo vaginal. ¿Sería capaz de reconocer el cambio de textura y consistencia del que tanto había leído? Creía que sí, pero mes tras mes me entraban las mismas dudas.

Por fin, me llegaron los test de ovulación y yo estaba deseando estrenarlos. Más o menos estaba en el día 10 del ciclo así que era perfecto para empezar ya a hacerme uno cada día. Ahora sí que lo íbamos a lograr.

Los test, se convertirían, si saberlo, en mi nuevo mejor amigo.

~

De repente, todas las expectativas y creencias que teníamos generadas en torno a la búsqueda de embarazo, se estaban desmoronando. Cuando en la mente te creas una idea fundada por lo que has visto o te han enseñado hasta la saciedad, el batacazo es más grande. Tienes esa sensación de: ¿me han mentido? ¿y todo lo que me habían dicho? ¿No se supone que quedarse embarazada era coser y cantar?

Poco a poco te vas dando cuenta de que no es todo oro lo que reluce y que la realidad no es la que estaba proyectada, con pegamento del fuerte, dentro de tu cerebro. Es decir, que quedarse embarazada no es tan fácil.

Tranquila, te entiendo y a todas las mujeres a las que nos cuesta conseguir el embarazo, pasamos por ese sentimiento y nos hacemos las mismas preguntas. Pero no es culpa tuya, no lo olvides.

—¿Y ahora qué? —te preguntarás.

Pués ha llegado el momento de informarse más y mejor. Tenemos que romper con las creencias para poder seguir adelante. Buscar fuentes fidedignas que nos digan qué tenemos que hacer y cuál será el siguiente paso. Y tranquila, no estás sola, yo te ayudo.

Lo primero de todo, quiero exponerte unos consejos por dónde puedes empezar a trabajar.

¿Qué cosas importantes tengo que hacer que me ayudarán en la búsqueda de mi embarazo?:

1. **No tengas miedo de explorar tu cuerpo**: Una de las primeras cosas que me enseñó la búsqueda de embarazo es la importancia de conocernos bien no solo físicamente, sino también a nivel emocional. Conocer cómo funciona nuestro cuerpo, escucharle, entenderle y, además, descubrir cuáles son nuestros límites y saber hasta dónde somos capaces de llegar, es crucial.

    Creo que la parte femenina y sexual de la mujer es un territorio poco explorado. La mayoría, llegamos a este momento de nuestras vidas sin saber cómo somos y cómo funcionamos. Y eso no es justo para nosotras.

Y lo peor, es querer conocerte mejor y sentir vergüenza de ti misma. Verte en el cuarto de baño observando tus braguitas para ver cómo es el flujo vaginal, y sentir incluso reparo de tocarlo.

—Perdóname, pero ¿estamos tontas?

Es nuestro cuerpo, son nuestros fluidos, somos nosotras, somos mujeres y debemos querernos y aceptarnos. Así que ¡vamos a explorarnos sin miedo! Porque esa observación y exploración nos va a ayudar a conocernos mejor y en consecuencia a dar pasitos en la dirección correcta.

El **método Billings**, que es un método que se utiliza para saber interpretar cuándo ovulamos gracias a la textura y color de nuestro flujo cervical, nos puede resultar una herramienta muy práctica. Pero requiere de ti y de que pierdas esos complejos o tabúes contigo misma y te explores.

Recuerda, cuando tu flujo tenga una textura como la clara de huevo: transparente, elástica, consistente, que puedes coger con dos dedos y estilarlo al menos un centímetro, es en ese momento cuando tu cuerpo está en el punto más fértil. Aprovecha para mantener relaciones sexuales.

2. **Conoce cuándo ovulas**: Autoconocimiento y autoexploración… esto es clave. Necesitamos saber con bastante exactitud cuáles son nuestros días fértiles.

Piensa una cosa, cada ciclo menstrual, tenemos solo un 15% de posibilidades de quedar embarazadas, por el simple hecho de que la naturaleza del ser humano es así. Si no conoces bien tus ciclos, y no mantienes relaciones en los días que tocan, las posibilidades se reducen.

Así que, si te parece, vamos a hablar de la **ovulación** y de para qué sirven los **test de ovulación**.

Con la ovulación comienzan los días más fértiles, los días en los que más posibilidades hay de quedar embarazada, que es justo cuando el óvulo está listo para ser fecundado.

¿Cómo puedo saber si estoy ovulando?; ¿Puedo saber el día exacto para aumentar las posibilidades de quedar embarazada?; ¿Cada cuánto tengo que mantener relaciones sexuales?; ¿Se tiene que sentir algo durante la ovulación?

Dime, ¿cuántas veces has buscado respuestas a estas preguntas? Y ya te lo sabes, la teoría te la sabes, pero cada mes, tienes las mismas dudas.

Te lo voy a recordar:

Más o menos ovulamos a mitad de ciclo. Con la ovulación hay ciertas señales que nos dan pistas de que el momento se acerca: flujo como la clara de huevo, tensión mamaria, dolor de ovarios, algún granito que otro… pero hay quién no nota nada de nada.

Los test de ovulación nos confirmarán si ese momento se está produciendo. No es necesario que te lo hagas con la primera orina de la mañana, no es como el test de embarazo. Pero sí que es interesante que te lo hagas a la misma hora cada día.

Para que el test sea positivo, la segunda raya, tiene que ser igual o más fuerte que la de control. Si no es así, aunque haya segunda raya, el test es negativo. Ten en cuenta que hay mujeres que el pico hormonal lo marcan solo durante unos instantes y les puede resultar una odisea captarlo con los test de ovulación.

Si eres tú, tranquila, no quiere decir que no ovules, quiere decir que no has pillado el pico hormonal. Si durante un par de días ves que la segunda raya es muy intensa pero no tanto como la de control, puede ser que no hayas cazado ese pico, pero muy probablemente se va a producir la ovulación en torno a ese test que te genera tantas dudas.

Como curiosidad, ¿sabías que solemos ovular de madrugada? El juego hormonal de nuestro cuerpo es, sencillamente, maravilloso… aunque nos vuelva locas.

Recuerda, cuando el test de ovulación da positivo, significa que vas a ovular en las siguientes 24/48h.

3. **¿Cada cuánto tengo que mantener relaciones?** El esperma tiene un rol muy importante en este baile. A diferencia del óvulo que sólo vive unas 24h una vez ha sido expulsado, el esperma puede vivir unos cinco días

dentro del cuerpo de la mujer. Eso significa que, la clave de todo esto, está en que haya espermatozoides en la trompa de falopio siempre. Espermatozoides vivos y sanos esperando la salida del óvulo.

Por eso no hay fórmula mágica de día sí día no o todos los días durante la semana fértil. Esto no es necesario. Con mantener relaciones unas tres veces por semana, es más que suficiente. Hay que dejar algo de espacio a la espontaneidad.

También, durante mi búsqueda, me dijeron que el esperma perdía fuerza cuando se mantenía relaciones todos los días, al igual que si no se eyaculaba cada cinco días máximo, podía perder calidad.

Estas dudas he tenido la ocasión de contrastarlas con varios urólogos y tengo que desmentirlas.

Si él eyacula todos los días, puede que en la extracción salga menos cantidad de espermatozoides, pero es insignificante la diferencia.

Respecto a que si el esperma pierde calidad al no ser expulsado antes de cinco días, también es otro mito.

Los espermatozoides tardan alrededor de 90 días en formarse y hay una producción continua. Eso quiere decir que el esperma que se eyacula hoy es el que estaba maduro para ser eyaculado. No pierden calidad porque esto no tiene ninguna relación.

Ocúpate de mantener relaciones durante todo el ciclo y podremos decir que este aspecto lo tendrás cubierto.

4. **¿Cómo es el flujo fértil?** La otra pista que te ayudará a saber si estás ovulando es el flujo cervical. Su consistencia es clave. Cuando se parece a la clara de huevo, es decir, cuando puedes coger el flujo con los dedos y separarlos sin que el flujo se rompa, es en ese momento, el momento más fértil. El flujo sirve para acompañar a los espermatozoides hasta el óvulo.

Algo importante a tener en cuenta: el flujo está formado en su mayor parte por agua. **Estar bien hidratadas es crucial para que este flujo sea óptimo** y saludable y también poco ácido, ya que la acidez mata a los espermatozoides.

¡Nunca tengas los labios o la boca seca! Esto es una señal de falta de hidratación.

Estos son puntos clave sencillos que quizás ya sabías, pero viene bien recordarlos de vez en cuando. Porque cuando entramos en el bucle del mes a mes con nuestro negativo, dudamos de todo.

NO OLVIDES QUE...

- La información es poder. Conocer cómo funciona nuestro cuerpo y nuestra fertilidad es crucial para tomar decisiones.

- Explora tu cuerpo, tus fluidos, a ti misma. Eso te va a dar muchos conocimientos y te va a ayudar a detectar tu ovulación o si hay algo anómalo a lo que prestar atención.

- Mantén relaciones regulares durante todo el mes. Por la salud sexual y porque se trata de tener espermatozoides vivos dentro del cuerpo siempre, sin importar cuándo se dé la ovulación. No queremos que nos pille por sorpresa.

∼

Poco a poco le fui cogiendo el truco a esto de los test de ovulación. Me hice con una libreta y los iba pegando ahí de manera metódica y ordenada para ver cómo iba evolucionando la rayita.

También apuntaba manualmente los días en los que manteníamos relaciones. Quería tenerlo todo controlado. Quería sentir que era yo la que dominaba la situación y no la situación la que se me apoderaba.

"Sé la prioridad de tu vida"

CAPÍTULO 4

Veo embarazadas por todas partes

Recuerdo ese día como si fuera hoy. Fuimos a tomar algo con unos amigos. Hacía un tiempo que no nos veíamos pero teníamos una relación estrecha. Pedimos una cerveza, dos coca-colas cero y un agua. También algo para picar.

De repente, salió el tema de los hijos.

—¿Cómo lo lleváis? ¿Tenéis ganas de ampliar la familia? —Nos preguntamos mutuamente.

Nosotros ya estábamos buscando, pero no dijimos nada. Aceptamos que teníamos ganas pero no especificamos que ya estábamos en ello. Ellos supuestamente tampoco, pero también lo tenían entre sus planes no lejanos.

Me sentí rara. Nunca miento y tampoco suelo ocultar la verdad, y negar que estábamos buscando bebé, pero no llegaba, no me gustó.

¿Por qué tenía que esconderlo? ¿Era porque quería sorprender con la noticia cuando nos quedáramos? ¿Era para evitar las preguntas? ¿Me sentía avergonzada porque llevábamos unos meses y aún no lo habíamos logrado?

Todavía no sé la respuesta. Quizás era porque esto no se contaba, nadie hablaba de la búsqueda, sólo del resultado.

Llegué a la conclusión de que era mejor callar.

Volvimos a quedar poco tiempo después. En el mismo sitio. Pedimos una cerveza, dos coca-colas cero y un agua y algo para picar. Pero ese día algo había cambiado.
Su caras tenían otro color. Una sonrisa disimulada salía de sus miradas.

—Estoy embarazada —dijo. Ha sido decidirlo, ponernos y quedarme. ¡Todo ha pasado muy deprisa! —exclamó.

—¡Felicidades! —dije. Sentí cómo se me entrecortaba la voz.

Bebí coca-cola y pregunté.

—¿Os ha costado mucho?

—Que va, nada. El otro día cuando hablamos no nos habíamos puesto aún, de verdad. Pero mira, súper bien. Pensado y hecho.

Aún estoy de muy poquito pero quería que lo supierais. Yo pensaba que nos costaría más –dijo.

Entonces, no sé por qué, pero no me pude callar.

–Nosotros también estamos buscando –comenté. Pero no me he quedado aún, y eso que ya llevamos unos meses.

Me miró con cara de pena y eso me hizo sentir mal.

–Daba pena –pensé. Quizás por eso nadie cuenta nada, porque a nadie nos gusta que se compadezcan de nosotros.

–Mira, esa es mi amiga Carmen, llevan tiempo queriendo tener hijos pero no lo consiguen, pobres….
–Bueno, cuando se relajen se quedarán. ¿Te acuerdas de María, la mejor amiga de Lorena? Pues llevaban años buscando y fue irse de viaje a las Maldivas y quedarse embarazada.

Así me imaginaba la conversación. Y me atrevería a decir que la realidad superaba a la ficción y a mis pensamientos.

Poco a poco, como si de champiñones se tratara, empecé a ver embarazadas por todas partes ¿se había puesto todo el mundo de acuerdo para que yo me sintiera fatal?

Nunca he sido una persona envidiosa, de hecho, siempre me ha dado igual lo que tuvieran los demás, pero tengo que reconocer que aquellas barriguitas me removían por dentro. ¿Por qué yo no?

¿Cuándo llegaría ese momento tan mágico para mí?

Cuando veía a una embarazada pasar, la observaba y sin darme cuenta, me imaginaba su vida perfecta, me imaginaba viviéndola yo. Me tocaba la barriga como si pudiera contagiarme de esa magia. Pero esa chica se iba de mi ángulo de visión y la nebulosa de mi mente desaparecía.

Ella se iba con su felicidad a otra parte y yo me quedaba con mi vientre vacío.

—No pasa nada Carmencita, tu momento pronto llegará —me decía.

~

Qué locura ¿verdad? de repente, donde no había, hay. El mundo está embarazado y tú no. Todo está en tu contra. El universo y tu propio karma han decidido poner delante de tus ojos lo que deseas con todas tus fuerzas, pero tú no lo puedes tocar. No es para ti.

–¿Por qué a mí? –Piensas. –¿Por qué yo no?

Se pasa mucha angustia. Afloran sentimientos feos, no te sientes identificada, tú no eres así ¿o sí? Sin comerlo ni beberlo eres envidiosa, no te alegras por los embarazos cercanos, te hacen sentir mal. Y lo peor, estos sentimientos, sentirlos, te hacen encontrarte aún peor.

La rueda de hamster empieza a girar y salir de ella se convierte en algo muy muy complicado ¿verdad?

Sé cómo te sientes, el patrón se repite, no estás sola. No te sientas el ser más ogro del mundo porque no es así. Es normal lo que te pasa.

Algo con lo que llevas soñando mucho tiempo se te está privando y no sabes por qué. De repente, las energías del mundo cogen demasiado protagonismo y te preguntas porque los demás sí y tú no y entras en un bucle de pensamientos negativos que repito, no te ayudan.

Pero tranquila, poco a poco.

Voy a intentar ayudarte y por ello quiero darte una nueva perspectiva, un nuevo punto de vista… porque existe y porque es posible.

¿Qué puedo hacer yo para que todo esto no me afecte?

Lo primero de todo quiero explicarte el porqué de repente, empiezas a ver embarazadas por todas partes. Estoy segura de que esto no es la primera vez que te pasa.

Cuando quieres comprarte algo (por ejemplo, un coche), ves ese coche que te gusta por todas partes. Cuando has visto un suéter en una tienda que te ha enamorado y te lo quieres comprar, parece, hacia tus ojos, que ese suéter lo lleve todo el mundo, lo ves por todas partes. ¿Cómo es posible?

Esto es porque algo que hasta ese momento no había tenido interés para ti, ahora sí que lo tiene, y simplemente te fijas más. Digamos que has abierto los ojos a algo nuevo y por eso lo ves por todas partes. No significa que no estuviera sino que no lo veías.

—Ok, antes no lo veía y ahora sí. ¿Y qué? Igual me afecta...

Lo sé, pero quiero que entiendas que nada ha cambiado, solo tu modo de ver las cosas y eso se puede trabajar. A veces cambiar de perspectiva o de lentes hace que las cosas se perciban de un modo completamente distinto.

Pero a esto, hay que sumarle que tus amigas, tus primas y hasta la de la tienda, se quedan embarazadas y tú no. Y piensas —¿por qué?

El motivo es simple. Es normal que ahora veas más embarazadas y que en tu alrededor haya más embarazadas y es porque probablemente te rodeas con gente de más o menos tu edad, es decir, la edad de concebir.

Pregúntate una cosa: Si es tu momento de quedarte embarazada ¿no crees que también es el momento de las personas de tu entorno?

Así que, el mundo no está en tu contra, tampoco fuiste una mala persona en otra vida, no es el karma. La realidad es que no hay más embarazadas, ves más por tu punto de interés.

Por otro lado, cuando ves a estas embarazadas, ¿Te has preguntado alguna vez, qué historia hay detrás de cada una de ellas?

Quizás esa embarazada que pasa por delante de ti y crees que su camino ha sido sencillo y rápido, quizás no haya sido tan fácil. Puede que haya pasado por dos abortos anteriormente, puede que esté embarazada gracias a su quinta FIV, puede que le haya costado dos años quedar embarazada de manera natural o vete tú a saber.

Y dirás, ¿y mi prima, que dice que se ha quedado a la primera?... Pues quizás sea cierto, pero quizás no.

Hay personas que inician la búsqueda de embarazo con mucha tranquilidad, porque les da igual quedarse ahora que más adelante. Y estas parejas no llevan un conteo de los meses.

Hay otras parejas que dejan de usar métodos anticonceptivos y no cuentan esos meses sin usar protección. Cuentan únicamente cuando han empezado a prestarle atención al ciclo y a los días fértiles. Entonces, cuando se quedan, parece que lleven menos meses de los que realmente llevan.

Y hay otras parejas que directamente mienten sobre el tiempo que llevan.

Es guay decir que te quedaste a la primera en el viaje de novios. Pero esta historia, no siempre es así como la cuentan.

Desde ahora, cuando veas a una embarazada, piensa que no sabes qué historia hay detrás de ella. La empatía es la clave para no sentirnos mal. Ponernos en el lugar del otro. Pensar que quizás ella empezó antes que tú a buscar embarazo y que sus piedras y baches han sido aún más grandes, o los mismos, o ninguno.

Pensar así, te hará sentirte mejor. Además, **la felicidad del otro no puede suponer nuestra infelicidad.**

Otra de las cosas que me gustaría recordarte es la importancia de **vivir el presente**. Pensar en el futuro no nos ayuda, porque el futuro es incierto.

¿Sabías que el ser humano es el único ser vivo que puede sufrir más por algo que imagina que por la propia realidad? ¡Imagínate! Mucho del sufrimiento, dolor y estrés que llevas sobre tus espaldas, lo ocasionas tú misma con tu propio pensamiento. No estamos siendo justas con nosotras mismas.

Tenemos que aprender a expulsar esos pensamientos negativos o esas anticipaciones de nuestra mente. El mindfulness te puede ayudar a conseguirlo. Consiste en prestar atención de manera consciente a la experiencia del momento presente con interés, curiosidad y aceptación.

Cuando consigues dominar la técnica (que no es fácil) empiezas a vivir de otra manera, más tranquila, más feliz. Te ocupas de lo que pasa ahora, de lo que sientes ahora y el mañana, lo dejas para mañana.

Pero, si aún así, te sientes mal cuando ves a una embarazada pasar o cuando tu hermana se queda embarazada antes que tú o tu mejor amiga, no lo dudes: escúchate y haz lo que te haga sentir mejor.

Si sentirte mejor pasa por poner distancia, aislarte un poco o dejar de ver por un tiempo a esas personas, hazlo.

No eres egoísta, el **autocuidado** es muy importante. Si tú no estás bien, nada funciona y además el estrés que sufres puede perjudicar directamente a la búsqueda de embarazo.

Aléjate, descansa, date un capricho y cuando estés preparada vuelve, todo estará igual que lo dejaste. Las personas que te quieren lo entenderán cuando lo sepan todo.

NO OLVIDES QUE...

- No todo el mundo se queda embarazada a la primera. Esto es una excepción no la norma.

- La clave para sentirte mejor es la empatía y pensar que quizás, detrás de un embarazo ajeno hay una historia como la tuya o incluso peor.

- El embarazo de una tiene que ser la esperanza de otra.

- Cuídate. Tú eres lo más importante de esta ecuación. Si tú no estás bien, nada será posible.

∼

Tenía claro que no quería cambiar. No quería ser otra persona, no quería que esta experiencia me amargara o me transformara.

Aunque mirándolo bien, era una experiencia transformadora. Lejos de sentirme culpable iba a dejarme llevar. Tanto para bien como para mal. Yo era así y así me sentía y me iba a permitir los altibajos que todo esto conllevaba.

Tenía que hablar con él. Este silencio me estaba matando. Necesitaba sacarlo fuera porque mi cabeza era como una olla exprés llena de ingredientes. Y lo peor es que estaba a punto de explotar. Ya no quería seguir disimulando que todo estaba bien cuando no lo estaba.

"Nunca olvides por qué empezaste este camino."

CAPÍTULO 5

¿Estoy obsesionada?

Empezamos con las visitas recurrentes a la ginecóloga. Fui a la revisión anual y le dije, de nuevo, que quería ser madre. Me parecía una mujer muy maja y me explicaba todo muy bien, con paciencia y con cariño.

—Pasa —dijo. Quítate la ropa de cintura para abajo. Ahí tienes una batita y unos patucos. Enseguida estoy contigo.

Estaba un poco nerviosa. Los meses iban pasando, casi llevábamos un año buscando y todavía ni rastro de embarazo. A ver si por fin me revisaba bien y me decía si ocurría algo.

Me senté en el potro.

Es un momento en el que siempre me he sentido súper vulnerable. Desnuda, con una bata transparente y los puños cerrados fuertemente descargando ahí toda la tensión.

La enfermera entró y puso su mano sobre mi rodilla intentando transmitirme todo el cariño, empatía y comprensión que podía para que me relajara.

Era inutil. Me sentía igual de vulnerable y mis piernas seguían igual de tensas, pero al menos parecían buenas mujeres y eso me hacía sentir un poco menos incómoda.

Ahí estaba yo, como una niña pequeña a la que están a punto de decirle lo que ha hecho bien y lo que ha hecho mal. La diferencia es que no era tan pequeña y lo que me dijera aquella doctora era crucial para mí.

Puso el preservativo en aquel cacharro con forma fálica y lo introdujo en la vagina mientras yo no sabía dónde mirar.

—Está un poquito frío —comentó.

Me apretó un poco el vientre, entiendo que para ver bien las trompas, pero no tenía ni idea. Eso dolía un poco. Pero nada era lo suficientemente incómodo o doloroso para que frenara mi deseo de ser madre, así que me daba igual.

—Vístete —dijo la Doctora Cuadros.

Salí al despacho y me senté.
—Está todo bien. La citología que te hicimos el otro día también salió bien. Tranquila, aún eres joven, tardar un poquito puede

estar dentro de lo normal –me comentó mientras escribía en el ordenador.

–¿Cada cuánto tenemos que mantener relaciones? –quise saber.
–Unas tres veces a la semana es suficiente –dijo.

–Te voy a pedir una analítica.
–Vale –dije yo. Siempre he sido muy obediente, no voy a ser yo quién contradiga a un profesional.

Ese día fui sola a la consulta. Salí de allí y me fui a coger el autobús. Este centro de ginecología estaba cerca de mi trabajo y hacía un par de años que iba allí a hacerme las revisiones.

En el autobús me entraron ganas de llorar. Sentía que algo no iba bien y que estábamos perdiendo el tiempo. Pero me consolaba pensar que la doctora me decía que todo parecía estar bien, que no me preocupara, que era joven.

Aunque lo cierto es que no podía dejar de pensar en ello, día y noche. ¿Por qué no me quedaba embarazada? ¿Qué podía ir mal? No fumábamos, no bebíamos, no comíamos mal... ¿por qué no me quedaba embarazada?. Creo que me estaba obsesionando.

Me faltaba información. A pesar de que ya había pasado un año, aún me sentía novata en todo esto. Lo cierto es que en un año solo hay doce posibilidades de lograr el embarazo, son pocas en realidad.

Los primeros intentos no los contaba porque seguro que

habíamos hecho algo mal, además, la regla tardó unos tres meses en regularse post píldora. Pero después, todos los test de ovulación salieron positivos. Lo hacíamos el mismo día, a veces el día después e incluso el día de antes. Siempre me imaginaba a los espermatozoides corriendo dentro de mí para alcanzar el óvulo que salía. ¿Por qué no lo alcanzaba?. Mi cabeza insistía ¿qué era lo que estábamos haciendo mal?

Definitivamente me estaba obsesionando y seguro que era por eso que no me quedaba embarazada (eso me habían dicho en alguna ocasión), así que no podía dejar de pensarlo.

~

¡Estás obsesionada! Que frase tan dura y tan culpabilizadora. Ahora lo sé pero en ese momento pensaba realmente que mi cabeza estaba ocasionando que no me quedara embarazada. Me había obsesionado y por eso estábamos en esa situación.

Qué pena. De verdad que miro atrás y solo pienso en cuánto podría haber ayudado con los conocimientos que tengo ahora a esa Carmen del pasado. Le hubiera ahorrado muchas lágrimas.

No estás obsesionada cariño –me diría. Estás ilusionada.

Nadie te dijo que quedarte embarazada podría ser un largo camino. Si lo hubieras sabido, quizás te lo hubieras tomado con más calma. Como el que va a un restaurante gourmet y saborea cada uno de los platos del menú con lentitud, apreciando el aroma y detalles de cada uno de sus ingredientes.

Así se debería vivir la búsqueda de embarazo. Con suavidad, con tranquilidad, sabiendo que con cada día que pasa, el día se acerca. Sin angustia. Preparando cada detalle con cariño, sin el agobio y la presión del reloj biológico y como no, sin el estrés adicional que suponen los comentarios bienintencionados que tanto daño hacen.

Si hubiéramos tenido la información correcta, otro gallo hubiera cantado.

¿Obsesión? ¡No! Es ILUSIÓN. ¿Por qué tenemos que interpretar nuestras ganas por conseguir algo tan importante como algo tan negativo?

¿Verdad que cuando nos vamos a ir de viaje, nos tiramos un tiempo preparándolo? Miramos por internet dónde vamos a ir, nos compramos guías, alquilamos coches, compramos entradas para eventos o cambiamos la moneda si el país lo requiere.

¿Verdad que cuando queremos cambiar de trabajo y nos llaman para una entrevista nos preparamos? Miramos qué nos vamos a poner, adaptamos el CV al puesto de trabajo, repasamos nuestra trayectoria.

Si todo esto lo hacemos por cosas cotidianas de la vida… ¿Cómo no vamos a ser minuciosas y ponerle ilusión a un proyecto que es el proyecto de nuestras vidas?

Desde que somos pequeñas nos crían en torno a la idea de formar una familia, trabajar y ser felices para siempre. Hay niñas a las que les preguntas que qué quieren ser de mayor y responden sin dudarlo: "Madre, quiero ser mamá y tener tres hijos, dos niñas y un niño".

Es fuerte ¿eh? Crecer con esa idea y, cuando decides llevarla a cabo, no poder. No nos preparan para ese "no". Ni siquiera nos han planteado que eso podía ocurrir. Y lo único que a la sociedad se le ocurre decirnos es: "no te obsesiones, que cuando dejes de hacerlo, seguro que te quedarás".

No estoy de acuerdo y nunca lo estaré.

Insisto: no es obsesión, es ilusión. Ilusión por formar una familia con hijos, ilusión por vivir el cambio de estar embarazada, ilusión por traer vida al mundo, ilusión por cambiar nuestra forma de ver y vivir la vida de una manera radical. Ilusión por amar incondicionalmente. Es mi derecho y es mi deseo. Quiero ser mamá y quiero serlo cuanto antes.

La palabra obsesión es muy culpabilizadora. De nuevo cargamos nuestra mochila de piedras que nos pesan y no nos ayudan a avanzar. No me quedo embarazada porque yo misma estoy provocándome este resultado. No, y rotundamente no. Esto no es así.

Si que es cierto, que tantos noes cada mes nos provocan una gran carga de estrés. Nos decimos cosas como: "buf, otra vez a empezar un ciclo", "por qué yo no", "estoy harta", "cuando me tocará a mí", etc.

El estrés es un mal compañero de viaje, eso sí que es cierto. El estrés es la forma que tiene tu cuerpo de responder ante cualquier tipo de demanda o amenaza. Cuando te sientes asustado, tu sistema nervioso responde liberando un torrente de hormonas del estrés, incluyendo la adrenalina y el cortisol, que activan el cuerpo para una acción de emergencia.

El estrés te puede provocar una serie de síntomas:

- Problemas de memoria
- Incapacidad para concentrarte
- Ver solamente lo negativo
- Ansiedad
- Preocupaciones constantes
- Malhumor
- Irritabilidad
- Incapacidad para relajarte
- Sentimiento de soledad o aislamiento
- Depresión o infelicidad en general
- Desajustes hormonales

Y te predispone a una serie de comportamientos:

- Comer más o menos
- Dormir mucho o poco
- Aislarte
- Consumir alcohol o rechazar responsabilidades
- Hábitos nerviosos (como morderte las uñas…)

Todo esto no nos ayuda. Buscar embarazo con todos estos síntomas y consecuencias nos entorpecen el camino porque nos hacen vivirlo infelices, nos hacen sentirnos solas, raras, ni siquiera nos reconocemos cuando sentimos cosas que nunca antes habíamos sentido.

Tenemos que enfrentarnos a este estrés y ponerle solución. Sobre todo porque, ya que el viaje puede ser largo, que lo realicemos lo más cómodas posible.

Debes recordar que tú siempre puedes controlar la forma en la que respondes ante las circunstancias. La gestión del estrés puede enseñarte formas saludables de cooperar con él, ayudándote a reducir sus efectos perjudiciales, y a prevenir la espiral que hace que no tengas control sobre lo que sucede.

A continuación te voy a facilitar algunos tips para enfrentarte al estrés y poder reducirlo:

- **Comprométete socialmente**

El simple hecho de hablar con otras personas puede liberar hormonas que reducen el estrés, incluso si te sientes incapaz de alterar la situación estresante. Abrirte a otra persona no es un signo de debilidad y no te hará vulnerable frente a otros. De hecho, la mayoría de amigos se alegrarán de que confíes en ellos lo suficiente como para contarle tus problemas. Esto generará un lazo de unión más fuerte. Así que intenta encontrar a alguien con quién hablar de la búsqueda. Alguien con quién te puedas desahogar. Por ejemplo, en creandounavida.com está lleno de mujeres en búsqueda de embarazo con las que podrás compartir y sentirte como en casa. ¡Funciona!

- **Si no te mueves, empieza a moverte**

La actividad física juega un papel principal en el manejo del estrés. Actividades que requieren el movimiento de los brazos y las piernas son particularmente efectivos. Caminar, correr, nadar, bailar y realizar clases de aerobic son buenas opciones, especialmente si ese ejercicio necesita que mantengas la atención focalizada en tus sensaciones y movimientos. El focalizarse en esto ayuda a que tu sistema nervioso encuentre su equilibrio.

- **Puede que necesites cambiar algo tu estilo de vida**

1. Agenda un tiempo de relajación: Las técnicas de relajación como el yoga, la meditación, y la respiración profunda activan la respuesta de relajación del cuerpo, un estado de descanso que es contrario al de la lucha o huida.

2. Ingiere una dieta saludable: Los cuerpos bien nutridos están mejor preparados para enfrentarse al estrés. Comienza tu día con un desayuno saludable, reduce la ingesta de cafeína y de azúcar, añade fruta fresca y vegetales, y elimina el alcohol y la nicotina de tu vida.

3. Duerme lo suficiente: Sentirse cansado puede incrementar el estrés causado por tu pensamiento irracional. Mantente fría y distante ante las situaciones de estrés, no permitas que influyan en tu buen descanso.

A las emociones hay que darles nombre y reconocerlas. Tenemos que saber lo que nos pasa y cómo nos sentimos, pero no tenemos que culpabilizarnos por ello.

Debes cambiar la forma de ver tu circunstancia personal y olvidarte para siempre de la obsesión. Y cada vez que alguien te diga que estás obsesionada y que por eso no logras quedarte embarazada, o cada vez que te venga al pensamiento, cambia la palabra y repítetelo a ti misma:

No estoy obsesionada, estoy ilusionada. Es normal como me siento, es normal ponerme triste con cada regla, es normal que quiera saber cuáles son mis días fértiles.

Y si esto te provoca estrés, recuerda que puedes hacer muchas cosas para reducir este estrés y que no te perjudique ni física ni emocionalmente.

De verdad, es normal. Todas nos sentimos así. Una montaña rusa de emociones. Unos días estás arriba y otros días estás hundida en la miseria, pero lo más importante de todo es que estás avanzando y que cada vez estás más cerca de la meta.

NO OLVIDES QUE...

- No estás obsesionada, estás ilusionada.

- Trabaja el estrés. Éste es un enemigo de la búsqueda.

- No pierdas de vista nunca tu objetivo, el porqué empezaste esta aventura.

~

No podía dejar de pensar en ello. Desde que me levantaba hasta que me acostaba en mi cabeza siempre estaba ese run run. Todo esto me estaba ocasionando mucha ansiedad y algo que yo había soñado con vivirlo feliz y con una dosis de ilusión altísima, se había convertido en soledad, lágrimas, incomprensión y mucho, mucho estrés.

"Hoy elijo liberarme de todos los resentimientos y heridas"

CAPÍTULO 6

Me siento culpable

¿Cómo podía ser que todo estuviera bien y no quedarme embarazada? Me habían dicho que lo normal era quedarse embarazada después de un año de búsqueda. Esta fecha la tenía en mi cabeza tatuada. Y cada mes que pasaba pensaba: —"ya llevo 11 meses, como mucho, dentro de dos meses me quedaré embarazada (así lo dicen las estadísticas)". Después ya eran 12 meses, y luego 13... y el embarazo sin aparecer.

Nunca he sido una persona de tener mucha suerte en esta vida, la verdad. Todo lo que he tenido o tengo ha supuesto una larga e incesante lucha.

Ahora me invadía un gran sentimiento de resignación a la vez que estaba súper cabreada.

—No podía ser de otra manera —me decía. Que ingenua por suponer que nos íbamos a poner a buscar embarazo y que este iba a

llegar enseguida. Parezco idiota de pensar así.

—Yo ¿suerte? bah, yo nunca he tenido suerte.

Ya no me atrevía a hacer planes. No me atrevía a mirar la calculadora de "fecha prevista de parto" porque ya la había mirado tantas veces que estaba dando una nueva vuelta al sol, 34 años ya. Un año más con la misma historia. Y encima no tenemos nada. Si por lo menos tuviéramos algo, podríamos intentar ponerle solución, sabríamos a qué atenernos, pero esta incertidumbre me estaba matando.

Y entonces me vino un pensamiento, propio de la rabia que sentía. Y es que ya no era tan joven, no. El tiempo había pasado. Es que no deberíamos haber esperado tanto. Si hubiéramos empezado antes, ya estaría embarazada seguro.

—Si ya lo decía yo, tanto esperar, tanto esperar. ¿Esperar a qué? ¿Acaso han cambiado nuestras vidas en dos años para acá? ¡No! Estamos igual pero con el añadido de tener este súper disgusto encima. Quizás ya nunca seré madre, quizás esto no es para nosotros. Todo pasa por alguna razón. Estoy harta de luchar contra viento y marea. ¿Por qué no suceden las cosas de manera fácil por lo menos una vez en la vida? —la cabeza me daba mil vueltas.

Había pensado las mil y una formas en las que le diría a papá que iba a tener un hijo. Había pensado en unos patucos, en un pechito con el predictor, en meter un bollo dentro del horno, en llamar al periódico…. creo que de todas las formas posibles. Pero eso ya nunca sucedería. Me sentía incapaz de no hablar de esto al menos con él. Me sentía incapaz de no contarle todos los síntomas que sentía.

-"Ay!, noto como los pechos un poco más hinchados" ¿Será normal" o "He tenido unos pinchacitos en el vientre, he leído que podría ser un síntoma" o "noto como unas venitas azules en las tetas"… esto debe significar algo –pensaba.

Pues no, otro mes más, lo único que significaba es que la puñetera regla estaba a punto de aparecer de nuevo. Y yo, seguía sin tener el valor de volver a contarle lo mismo. No quería cansarle, no quería que me mirara con cara de pena o que pensara que me había obsesionado.

Todo esto era culpa mía. Yo era la mayor, seguro que era la causante de todo. Haber tomado la píldora tantos años me estaba trayendo problemas.

Y entonces se lo dije –"Si no me hubieras hecho esperar tanto, no estaríamos en esta situación".

Su cara fue un poema. Me sentí mal. Menuda frase lapidaria le había soltado sin pensarla antes. Él no tenía la culpa ¿o sí?. Aunque sentía que toda la culpa era mía, también pensaba que él tenía parte de responsabilidad. Él ya sabía que yo era mayor y que tendría ganas de ser madre antes. Pero claro, no estaba preparado…

Me paré a pensar. Definitivamente "la búsqueda" me estaba cambiando. No estaba feliz, no podía disfrutar de todo lo que hasta ahora me encantaba, no me podía concentrar.

Además no paraba de creer firmemente que la obsesión me estaba llevando también a este resultado. ¡Esta espera me estaba matando!

Pero, como si de una montaña rusa se tratara, tocaba fondo y de nuevo volvía a subir impulsada con un nuevo ciclo. Dentro de poco nos íbamos a México de vacaciones. Allí era el sitio perfecto para quedarme embarazada. Esta vez sí, este era mi mes.

∼

Cuando algo del presente no ocurre como queremos, tendemos a pensar en el pasado. Con el pasado arrastramos al presente sentimientos de culpabilidad y remordimientos por algo que hicimos y que muy probablemente está incidiendo en el resultado del presente.

Son muchos los casos que me han llegado de mujeres que tomaron durante años la píldora (como fue mi caso particular) y que los negativos del mes a mes nos llevan a pensar que la píldora es la causante de no quedarnos embarazadas. "Si la hubiera dejado antes…".

Me encantaría aclarar en este punto, que la píldora anticonceptiva como tal, no causa problemas de infertilidad, pero si es cierto que, la **pastilla anticonceptiva** puede enmascarar problemas hormonales que pasan inadvertidos con su uso, porque en muchas mujeres ayuda a regularizar el ciclo menstrual y esto puede dar la impresión de que no existe ninguna patología.

Por lo general, las mujeres comienzan a tomarla cuando son jóvenes, no están planeando una familia y lo ven como una manera segura de postergar su maternidad para cuando se sientan preparadas, en muchos casos cuando superan los 35 años. Lo que estas mujeres no estarían contemplando es que a medida que aumenta la edad disminuye la reserva ovárica y la calidad genética de sus óvulos, por eso, al momento de comenzar a buscar un embarazo y dejar de tomar las pastillas se podrá detectar alguna patología que ya tenía anteriormente o simplemente que su fertilidad ha disminuido de forma natural. La incidencia de la edad en la fertilidad de la mujer es tan importante que la edad avanzada es considerada una de las principales causas de infertilidad.

Volvemos a lo mismo de siempre ¿alguna vez te informaron de esto? Si la respuesta es NO, en ese caso, la culpa no es tuya de que hayas tomado la píldora tantos años. En el momento que lo hiciste era el momento idóneo y así te lo habían aconsejado.

Otro motivo que acarrea mucho, pero que mucho sentimiento de culpa, son los **abortos voluntarios**. Abortos intencionados del pasado. Abortos que en ese momento se llevaron a cabo porque no era el momento de tener un bebé. Quizás eras muy jovencita, quizás te habías quedado embarazada de la persona equivocada en el momento equivocado, quizás fue un desliz un día puntual con la mala suerte de quedar embarazada… da igual. Yo no estoy aquí, y nadie debería estarlo, para juzgarte. Si en ese momento tomaste esa decisión, tú tendrías tus razones, muy probablemente de peso, y en ese momento, fue la mejor decisión.

No es culpa tuya. No podemos vivir el presente cargando la mochila pesada del pasado. El pasado, pasado está.

Otro motivo que causa mucho sentimiento de culpa y remordimiento es el **tabaco o el sobrepeso**. A veces, hay determinados hábitos, como puede ser fumar o comer mal, que son ocasionados por otros problemas que quizás habría que abordar para solucionarlos. Pero no es justo para nosotras el sentirnos culpables por algo que, puede ser muy difícil de cambiar y que todo el mundo no tiene ni la fuerza de voluntad, ni el apoyo necesario para llevarlo a cabo de una manera sencilla. No olvidemos que cada una tenemos nuestra vida, nuestras vivencias y experiencias y eso es lo que elabora nuestro yo presente.

Fumar es un mal hábito que nos perjudica directamente en la búsqueda de embarazo, eso está constatado. Pues bien, vamos a ponerle solución. Busquemos ayuda para poder dejarlo o reducir su consumo, pongámonos manos a la obra. ¿Qué tengo que hacer? ¿Por donde empiezo? Todo camino empieza por un paso y debemos de dejar "la parálisis por análisis" y empezar por ese pequeño paso.

Hacer algo en lugar de darle vueltas va a ayudarnos a que dejemos de pensar en la culpa y aprendamos de ella. La culpa como tal nos paraliza y no nos deja avanzar. Aprender de ella puede ser un motor muy potente para cambiar las cosas.

Lo mismo ocurre con el **sobrepeso**. Cuando vamos a la consulta de fertilidad, una de las primeras cosas que miran son tus hábitos de vida, y si tienes sobrepeso van a abordarlo. Te van a decir que probablemente una de las causas de que no quedes embarazada es el sobrepeso. O que, si has tenido algún aborto, la causa sea esa. Y que si necesitaras un tratamiento de fertilidad, sería necesario y obligatorio que perdieras peso.

Estas palabras nos agobian, nos asustan y nos deprimen. Pero, como todo en la vida, esta noticia también necesita de un periodo de asimilación y de adaptación. Una vez que lo hayas asumido, es decir, que te hayas dicho a ti misma que si quieres lograr quedar embarazada más fácilmente necesitas perder peso, hay que ponerse manos a la obra. La motivación principal ya la tienes. Ahora hay que buscar ayuda y soluciones.

Acción, acción, acción. Quieres ser mamá ya ¿verdad? Pues hay que ir a por todas. Hay que echar toda la carne en el asador, hay que hacer todo lo que esté en nuestras manos para conseguirlo. Las medias tintas pueden darte un nuevo test de embarazo negativo.

Tú puedes, eres fuerte, eres una campeona. Que nada ni nadie frene esa fuerza interior que hay en ti, ni ese sueño y necesidad irrefrenable de ser mamá.

Dicho esto, y tratando de inyectar pequeñas dosis de motivación a lo largo de todas estas páginas, retomo donde me había quedado. ¡Hablo mucho!.

Otra cosa que puede generar sentimiento de culpa, es el tiempo. El **reloj biológico** haciendo tic tac en nuestro cerebro es como una especie de tortura china.

—A ver si es verdad que se me va a pasar el arroz —te dices a ti misma.

Entre que no era el momento, que no estabas preparada, que eras muy joven o que no tenías trabajo, que necesitabas acabar los estudios o encontrar a la pareja ideal... lo cierto es que los años han pasado y no te has dado ni cuenta de que estos años repercuten negativamente en tu fertilidad. Y ahora, que por fin alguien te lo ha dicho, sientes que quizás has llegado a este punto tarde.

Y aparece la culpa. "Si lo hubiera sabido antes, si no hubiera esperado tanto, si hubiera convencido antes al futuro papá".

La verdad es que todas deseamos evitar ese sentimiento de culpabilidad, ya que ese sentimiento nos lleva a sentirnos tristes, a sentir vergüenza, autocompasión, mala conciencia, remordimientos. Todo esto nos provoca una mezcla de emociones y sentimientos que nos hacen sentir mal y que, además, son sentimientos que se retroalimentan entre sí y se potencian.

Y parece, de nuevo, que te quedas mareada dentro de una rueda de hamster de la que te es muy difícil de salir. Pero recuerda que, sacando un poco la pierna y apoyándola en el suelo, esa rueda puede dejar de girar y podrás bajarte. Es decir, nada es definitivo si tú no quieres que lo sea. Hay más fuerza en ti de la que quizás eres capaz de ver ahora mismo.

La culpa no debe enquistarse, hay que hacer un proceso de reflexión que nos permita olvidarla, que entendamos que hemos aprendido algo de ello, que podemos emprender acciones de reparación, que en definitiva seguimos avanzando siendo más sabios y mejor personas.

Aprender de lo vivido, esa es la clave.

Aquí te dejo unos cuantos consejos que te pueden ayudar para superar este momento de bloqueo en el que, la culpabilidad, no te deja ver la luz al otro lado del camino.

Los psicólogos señalan que intentar reprimir esta experiencia de dolor y culpa no es una estrategia eficaz a la hora de sobrellevar la situación. Por estos motivos es crucial que sepamos reflexionar y contar con ciertas **herramientas para entender la culpa y superarla.**

1. **Afrontar la situación con objetividad.** Para controlar este pensamiento obsesivo derivado de la culpa es importante afrontar cada situación de un modo positivo, comprendiendo la parte de responsabilidad que nos toca pero también sabiendo sopesar las distintas variables que pueden haber influido en lo ocurrido.

   Por ejemplo: en el pasado decidiste abortar porque no era el momento adecuado, no tenías los recursos, eras muy joven. Ese no es el motivo por el que hoy en día no te quedas embarazada.

2. **Entender que todo forma parte del aprendizaje.** La

culpa es el modo en que nuestra mente nos dice que hay algo que hemos hecho mal. Esto no nos debe entristecer, sino más bien hacernos pensar en cómo podemos mejorar en el futuro. Hay que usar la culpa para aprender y mejorar como personas. Recuerda que a veces es un tema de perspectiva. Quizás no hiciste mal, ya que cada cosa tiene su momento.

3. **Aprender a perdonarnos.** Para desprendernos de los sentimientos de culpa también debemos practicar la autocompasión, es decir, saber perdonarnos a nosotros mismos por los posibles errores que creemos hemos podido cometer en el pasado.

4. **Comprender la complejidad de las circunstancias.** Hay situaciones en que las circunstancias no se pueden controlar y nos vemos superados por un cúmulo de factores. Este es un punto clave: valorar la influencia de variables fuera de nuestro control también hará que relativicemos cada situación, y por tanto nuestra responsabilidad quedará mucho más delimitada.

Es decir, no te olvides de que no todo depende de ti. Hay cosas que son así porque sí. Puede que algo esté impidiendo el embarazo y no sea responsabilidad tuya.

5. **Pasar página**. Y aunque tengamos la certeza de que hemos actuado de forma poco ética y nos sintamos culpables por algo, debemos tener la valentía de pasar página. Todos cometemos errores en la vida, y si no está en nuestras manos subsanarlos, lo más sensato es aprender del error y salir adelante, perdonándonos a

nosotras mismas.

6. **Explicar la situación a una persona cercana.** Para tomar perspectiva de la situación puede ser una buena idea explicar tus preocupaciones a una persona cercana, como un amigo o un familiar o a alguna persona que sepas que está viviendo o ha vivido lo mismo que tú. Crear tribu. Así podrán darte su opinión, y tal vez te des cuenta de que la situación que te perturba escapó de tu control, por lo que la sensación de culpa se puede aliviar. Creando una Vida, puede ser de nuevo, tu refugio.

7. **Acudir a terapia psicológica.** En ocasiones, estos sentimientos de culpa pueden instalarse en nuestra mente y sumirnos en un estado de tristeza, ansiedad y pensamientos invasivos. En estos casos, es muy recomendable que recurras a los servicios de un profesional de la salud mental.

   Si estás inmersa en una espiral de negatividad, un psicólogo puede ofrecerte una serie de recursos para que vuelvas a ser tú misma.

> **NO OLVIDES QUE...**
>
> - No te preocupes, ocúpate. Toma acción en todo lo que es necesario cambiar para conseguir tu objetivo. Pon toda la carne en el asador.
>
> - Hay más fuerza en ti de la que eres capaz de ver.
>
> - La culpa nos paraliza. Hay que trabajarla para que no sea un impedimento para cumplir nuestro sueño.

~

Las circunstancias estaban como estaban y el pasado no podía cambiarlo. Así que solo podía mirar hacia delante.

Hasta el día de hoy, nadie podía viajar al pasado y cambiar algunas cosas. Mi edad era la que era, y bueno, aún era joven (eso me había dicho la ginecóloga). Tenía que ir bien, tarde o temprano lo conseguiríamos. Lo ideal era no pensar e intentar mantenerme ocupada y seguir buscando qué narices estaba pasando.

¿Y si no era yo? ¿Y si era él?

"El Lobo siempre será malo
si solo escuchamos a Caperucita"

CAPÍTULO 7

Le tocaba a él

De nuevo cita con la ginecóloga, parecía nuestro segundo hogar. Estaban pendientes los resultados de la analítica hormonal que se hace los primeros días de ciclo (entre el tercer y quinto día desde que te baja la regla).

Había pasado más de un año y seguíamos como al principio. Iskiam estaba empezando a preocuparse. Creo que empecé a ver en sus ojos que quizás tendría que darme la razón.

Me jodía y mucho tener la razón, porque esto no era nada bueno. Si pasaba algo y por eso no podíamos tener hijos me iba a dar un patatús literalmente.

Fuimos juntos.

–Pasar y sentaros –dijo la Doctora Cuadros. –Los resultados han salido bien. FSH, LH y estradiol todo en sus valores normales,

como toca. Te pediremos a ti un seminograma Iskiam para ver cómo está todo. Y a ti Carmen, te haremos una histerosalpingografía.

Iskiam se puso tenso. Ya le dije que se lo tendría que hacer pero no le gustó mucho la idea. Hay hombres que no tienen problema con estas cosas, pero para él era todo un mundo.

Pero había que hacérselo. Yo necesitaba saber si había algo que no sabíamos. Y bueno, él también tenía que saberlo.

Y la otra prueba, la de la histerosalpingografía, no había oído ese nombre en mi vida. Me iba a tocar investigar en Google a ver en qué consistía.

Por otra parte, le conté a la Dra. que mis ciclos estaban siendo un poco raros. A mí me resultaban cortos, de hecho, le dije que la fase lútea era corta. Pero no me dio mucho chance.

En ese momento, tenía una prima que estaba de lleno en tratamientos de fertilidad y me aconsejó que me miraran bien la antimulleriana. Tampoco sabía lo que era eso, pero estaba dispuesta a preguntar. La doctora no me la había nombrado en ningún momento.

—Dra. me han comentado que hay una analítica que se llama antimulleriana y que es muy importante ¿esta me la has pedido? -le pregunté.
—No hace falta —contestó. Con las pruebas que te he hecho y la

que te acabo de pedir de las trompas ya tengo suficiente.

Me quedé disconforme, pero la creí y acepté. ¿Quién era yo para contradecir a un especialista?

Salimos de allí. En parte me fui tranquila de pensar que no parecía que yo tuviera algo mal. Si estaba todo bien es que no pasaba nada.

Ahora le tocaba a él.

Salió con su papelito de instrucciones en la mano. Nos sentamos en un banco y sacó el papel para leerlo. Estaba muy nervioso y como es típico en Iskiam, cuando está así, no paraba de moverse y de bromear. Empezó a leer y a gastar una broma por cada frase que leía.

—Trae el papel –le dije.
—Noooo. Esto es mío y lo tengo que hacer yo –me contestó.
¡Quita que estoy muy nervioso! ¡Yo esto no lo he hecho nunca! Esto es muy incómodo. Y qué hago ¿aparezco ahí con el frasco? ¿Y si hay mucha gente en el mostrador? Todo el mundo pensará, "mira, este acaba de darse un homenaje" y es que encima pone que la muestra tiene que tener menos de 30 minutos... Yo no lo voy a hacer aquí. En casa. Sí sí, en casa –murmuraba sin parar.

Me sabía fatal, pero también pensaba que al final, siempre somos las mujeres las que llevamos la mayor carga encima, la más pesada. Análisis, revisiones en el potro, idas y venidas... Él solo *tenía que sacarse una muestra. No dudaba que era incómodo, pero tenía que hacerlo.*

Teníamos que mantener abstinencia sexual entre 2 y 5 días. Es decir, la muestra tendría que sacarse entre esos días y llevarla al laboratorio.

Pasaron los días y el momento de sacarse la muestra estaba llegando. Creo que vivimos uno de los momentos más divertidos y angustiosos de la búsqueda a partes iguales.

Iskiam y yo habíamos emprendido un negocio. Una tienda. En esos momentos habíamos alquilado un local en el centro de Barcelona y estábamos en plenas obras adecuándolo todo para la apertura. Prácticamente pasábamos todo el día allí.

Ya llevábamos 5 días de abstinencia y la muestra sin sacar.

Bromeábamos diciendo que al final analizarían a lo peor de lo peor de la población. Los más viejos, los mustios, los deformes.

No había forma.

Me planté y le dije: —¡Esto hay que hacerlo ya y hoy! Porque sino, vuelta a empezar. Llama al laboratorio y pregunta hasta qué hora estará abierto por favor. ¡Tenemos que hacerlo!

En verdad tenía ganas de llorar. Yo sabía que esto suponía un paso duro para él. A veces los tabúes y las vergüenzas nos paralizan, pero había que hacerlo porque sino no avanzábamos.

No quería meterle presión porque sino no iba a funcionar.

Se metió en el baño y al cabo de unos minutos salió.

—¿Ya? —le dije.
—¡Que va! —me contestó. No es nada agradable eh! Ahí metido en el baño, sin ninguna motivación. ¡Qué difícil es esto!
—¡Venga! ¡Tú puedes! ¡Piensa que es por una buena causa! —le animé.

Volvió al cuarto de baño. Y de repente, sonó el timbre. Fui a abrir la puerta y era el electricista.

—¿En serio? ¿Hoy? ¿A estas horas?— pensé nerviosa.
—Pasaba por aquí y quería revisar una cosa para mañana —dijo.

Me salió una sonrisa de medio lado. ¡Lo que no nos pasara a nosotros! ¡En menos de una hora cerraban el laboratorio!

¡Qué estrés!

Estuvo unos 10 minutos, pero por fin ya se iba. Así que Iskiam se pudo concentrar y salió con la muestra. Casi nos morimos de la risa. Creo que ese momento tenso e incómodo no lo íbamos a olvidar nunca. ¿Y si el electricista hubiera querido usar el baño? ¿Y si hubiera estado más rato? Ahí estaba él, encerrado en el baño, esperando a que el otro se fuera.

Observamos el bote. De primeras me pareció insuficiente la cantidad. Pero mi pobre marido estaba pasándolo fatal.

Cogimos el bote y, como si se tratase de un piel con piel de mamá con su bebé, me lo puse pegado al cuerpo para que conservara la temperatura.

Llegamos al laboratorio y tal cual era su pesadilla, tal cual sucedió. Había cola en el mostrador y la muestra había que dejarla sin bolsita y sin papel de aluminio. Vergüenza total, pero ya estábamos allí.

Creo que estas cosas se deberían hacer de una manera más confidencial. No sé. Que la gente no vea si llevas semen, pipí, heces o lo que sea. ¡Es algo muy íntimo!

Lo importante es que ya estaba hecho. Ahora tocaba esperar los resultados.

Yo me sentía orgullosa de él.

—Gracias —le dije. Y le besé.

Llegamos a casa y me puse a buscar corriendo qué era eso de la histerosalpingografía.

Se trataba de una prueba que servía para ver la forma del útero, si las trompas eran permeables y si estaban o no estaban obstruidas.

Leí de todo. A unas les había dolido como si las hubieran intentado matar y otras no se habían enterado prácticamente.

Pedí cita. Era una prueba que me entraba por el seguro.

Me aconsejaron que fuera acompañada por si luego no estaba en disposición de conducir o de regresar sola. Por temas de trabajo Iskiam no me pudo acompañar, así que fui sola.

La verdad estaba un poco asustada. Nada más llegué me preguntaron si me había tomado el antibiótico.

–¿El antibiótico? –pregunté. A mí nadie me ha dicho que me tuviera que tomar nada.
–Ya empezábamos mal –pensé.

Me metieron en una sala de esas que hay un cristal y una persona detrás viéndolo todo a través de una pantalla, una sala de radiografías.

–Esta prueba es un poco molesta pero ya verás que enseguida hemos terminado –me dijo el señor con bata.

Me quité la ropa y me puse en el potro. Me sujetaron las piernas y me metieron algo por la vagina en forma de catéter y con él, un líquido a presión.

Me dolía. Como si de repente tuviera un dolor fuerte de regla. Volvían a meter líquido. Y me dolía aún más.

–Por favor, que acabe ya –pensaba.
–Cuesta que entre el contraste –escuché que decían.
–Aguanta un poco, acabamos enseguida –me dijo la enfermera.
–Ya está. ¿Estás bien? - me preguntaron.
–La verdad que no mucho –dije. Me había mareado un poco y entre el dolor y la impresión que me dio, no estaba en mi mejor momento. Así que me vestí y me senté en una silla hasta que se me pasó.

Me fui de allí con un fuerte dolor de ovarios. En mi cabeza tenía el ir a trabajar por la tarde, pero preferí irme a casa.

Al día siguiente aún me dolía pero se podía soportar.

Es alucinante por todo lo que tenemos que pasar las mujeres - pensé.

∼

Cuando hablamos de búsqueda de embarazo, la parte masculina siempre parece que se queda como apartada. Es como si las mujeres representáramos casi el 100% de la ecuación. Además es algo muy común que se piense que, si el embarazo no llega, es por algo que le pasa a la mujer. Y esto, es una creencia completamente equivocada.

Es importante que prestemos atención a dos puntos clave:

- La participación de la pareja en todo el proceso de la búsqueda.
- La posibilidad de que el problema de que el embarazo no llegue, tenga que ver con el factor masculino.

1. La participación de la pareja

Sí, es cierto. Casi todo el peso que supone la búsqueda de embarazo lo cargamos nosotras sobre nuestros hombros. Las visitas al ginecólogo, el potro, la mayoría de las pruebas, la regla todos los meses, los test de ovulación, los test de embarazo negativos, etc.

Y es normal que nosotras sintamos más cambios emocionales y vivamos más intensamente la experiencia si nos comparamos con ellos.

Al fin y al cabo, muchas de las cosas que nos pasan, si no las contamos, ni siquiera se saben. Por ejemplo, Iskiam no puede ni imaginarse la cantidad de test de ovulación que me he llegado a hacer sin él enterarse. Y no era porque se lo ocultara sino porque, sobre todo al principio, no quería agobiarle, no quería ser pesada y me lo guardaba para mí. Digamos que le libré de esa incertidumbre que me rondaba a mí todos los meses con los dichosos test de ovulación. Y eso es solo un ejemplo.

Si tenemos esto en cuenta, es también completamente normal que ellos no sientan ni se comporten como nosotras.

Puede parecer que pasen más del tema y esto puede traer ciertos conflictos en la pareja.

Pero, que lo parezca, no quiere decir que sea la realidad. No quiere decir que no tengan interés o ilusión. Quiere decir que, por la propia naturaleza de las cosas, no pueden vivirlo igual.

Aún y así, aunque ellos vayan como en la cola del tren, también existen, también sufren, también se sienten implicados a su manera, también tienen ilusión. Y, desde mi punto de vista, creo que es importante que les hagamos partícipes de todo, tanto de lo que pensamos como de lo que sentimos.

En ocasiones, y esto son palabras de Iskiam, quieren hacer y quieren aportar, pero no saben cómo hacerlo y, "por no cagarla", se callan o no hacen nada.

Durante años me han escrito chicas diciéndome que sus parejas no se implican, o que en los días de la ovulación no quieren mantener relaciones, o que no hablan del tema o le quitan importancia. Y aparece la tristeza, el miedo e incluso la incertidumbre de si verdaderamente él quiere ser papá o quiere continuar con la relación.

Por ello, es muy importante que os sentéis a hablar para encontrar el porqué de esa actitud.

Tienes que pensar que hay muchos hombres a los que la búsqueda les produce consecuencias fisiológicas. Puede que, a consecuencia de la búsqueda de bebé, tengan eyaculaciones precoces o incluso disfunción eréctil.

La eyaculación precoz se produce porque el cerebro responde con excesiva rapidez frente a los estímulos sexuales. Esto puede deberse a problemas psicológicos (ansiedad, miedo a fracasar, etc) o a problemas orgánicos. Lo mismo ocurre con la disfunción eréctil.

Ellos pueden necesitar más espontaneidad y menos programación y el simple hecho de conocer cuándo es la ovulación les pone tan tensos y nerviosos que hace que las cosas no funcionen como tienen que funcionar... ya me entiendes.

Es por ello que no debemos pasar nada por alto, porque detrás de determinadas actitudes pueden haber ciertos problemas. Quizás tu pareja no te ha dicho que le está pasando esto y al final se hace una bola entre los dos que hace difícil la comunicación.

Siempre intenta ponerte en el lugar del otro y hazte muchas preguntas para encontrar cuál o cuáles pueden ser los motivos de una determinada actitud.

Y hablar, hablarlo todo siempre.

2. Problemas de factor masculino

Las dificultades para conseguir embarazo no siempre son un problema de la parte femenina.

Si esto fuera una partida de algún juego, tendríamos a tres jugadores: los óvulos, el útero y el esperma. Por ello un 33%

supondría la parte masculina.

Muchos problemas de fertilidad vienen ocasionados por una mala calidad del semen, por haber poca cantidad o baja movilidad.

Así que, por esta razón, un seminograma es una de las pruebas imprescindibles que hay que hacerse sí o sí en el momento en el que la pareja comienza a hacerse pruebas de fertilidad.

Si todo sale bien, ¡genial! Una cosa menos.

Pero si sale algún valor o valores alterados hay que poner cartas en el asunto.

Te cuento una cosa. Los espermatozoides que se eyaculan hoy, empezaron a crearse hace 90 días. Es decir, tardan 3 meses en estar maduros para ser eyaculados. La fabricación es continua y todo puede cambiar, en cuanto a valores, de un mes a otro.

Si sale mal, en la mayoría de ocasiones, se puede hacer algo. Hay que cambiar la alimentación, dejar de fumar si es el caso, perder peso y suplementarse con complementos alimenticios que ayuden a mejorar el esperma.

Si existen otro tipo de problemas, un urólogo especializado os podrá ayudar.

Es importante saber qué ocurre para poder ponerle solución.

Otra de las consultas que suelo recibir muy a menudo, es cómo hice yo para convencer a Iskiam para que quisiera hacerse un seminograma. Y ya has leído cómo sudó la gota gorda hasta que se lo hizo.

No siempre las cosas resultan fáciles. Ponte en situación. Nosotras solemos ir al ginecólogo una vez al año para hacernos una revisión de rutina. Ellos, en su mayoría, no han ido en la vida a un urólogo ni se han hecho pruebas relacionadas con su aparato genital. Y de repente, llega una ginecóloga o ginecólogo y le prescribe un seminograma. Y él se pone blanco como la pared. Y tú piensas: "que no se queje que a mí me toca hacer la gran mayoría de cosas y son peores".

Pero ellos eso no lo piensan. Piensan en su incomodidad, en su vergüenza y creo que, en este momento, es importante nuestra comprensión y apoyo y no nuestro reproche.

No nos comparemos, no echemos por cara que nosotras pasamos por más. Esto no nos va a servir de nada. Al fin y al cabo, esto, más que nada en el mundo, se trata de un trabajo en equipo y hay que estar unidos en cada una de las etapas.

> **NO OLVIDES QUE...**
>
> - No todo depende de la mujer. El factor masculino es igual de importante y hay que mirarlo bien.
>
> - Ellos también sufren… muchas veces en silencio.
>
> - El trabajo en equipo es clave para que todo fluya con armonía y tranquilidad.
>
> - Lo más importante, escucharse y tener empatía.

~

Aún recuerdo aquel día como si fuera ayer. Lo que estábamos haciendo, no lo habíamos hecho nunca. En ese momento sentí que todo era por algo más grande que nosotros dos juntos, conseguir nuestro milagro. El milagro de la vida.

Los siguientes días no paramos de recargar el área privada de la página web del laboratorio. Era allí donde íbamos a recibir los resultados (tanto los míos como los suyos).

Ojalá todo estuviera bien.

"Los abrazos son raíces que hacen florecer los cuerpos
cuando están llenos de otoño"

CAPÍTULO 8

Si toca, toca

El seminograma había salido bien. Menudo descanso el mío. Prefería infinitas veces que, si había algún problema, fuera de mi parte y no de la suya. No sé, tenía la sensación de que yo estaba más preparada para afrontar alguna mala noticia respecto a nuestra fertilidad. Quizás en todos estos meses había tenido tiempo de sobra de ponerme mentalmente en distintos escenarios. No creo que él se hubiera preparado como yo.

Además, yo siempre he sido más positiva, he sabido ver el lado bueno de las cosas y no me detengo nunca en lamentaciones. Prefiero pasar a la acción y hacer para solucionar. Aunque he de decir que Iskiam se crece ante las adversidades...

–¡Da igual! –pensé. Mejor yo que él.

Pasaron los días y de nuevo teníamos visita con la ginecóloga para revisar los resultados del seminograma y de la histerosalpingografía.

Entre visita y visita iban pasando las semanas. De verdad que nunca me imaginé que esto iba a ser tan agotador y largo.

En la sala de espera solo había revistas de bebés entre las típicas de "Hola", "Pronto" y alguna de "Arquitectura y Diseño". Pero sobre todo, destacaban más las portadas con el típico bebé precioso de ojos azules que te mira a través de las páginas. Un bebé con el que soñaba cada día. —¿Cómo será?. Para mí, todo valía la pena por acabar teniendo a mi hijo entre mis brazos y por vivir la increíble experiencia de ser mamá.

Pero la verdad es que pasaba de ver esas revistas. Lo mejor era quedarme inmovil en la silla, mirando al resto de pacientes que esperaban igual que yo su turno. A algunas de ellas ya se les notaba la barriguita de embarazada. Y claro, era mucho más agradable esperar en la sala con las revistas de los bebés cuando vas a ir a ver cómo evoluciona tu embarazo, que no cuando vas a que te digan si algún día vas a poder ser mamá o si te puedes ir olvidando de esa idea. Una ya no sabe que pensar en esos momentos.

Iskiam no quitaba la vista del móvil, aunque le notaba incómodo. Siempre le notaba incómodo en la sala de espera.

Nos hicieron pasar. La Dra. miró la analítica y nos confirmó lo que ya sabíamos. Todo estaba bien. Y las trompas también. Había un apunte que indicaba que en una de las trompas había costado que pasara el contraste, pero si había algo, ya no estaba.

Por primera vez, después de año y pico nos dijo: –Carmen, ya no eres tan joven, habrá que dar algún paso más para ver si te quedas embarazada de manera espontánea.

Aparentemente todo está bien en vosotros: analíticas hormonales bien, seminograma bien.., pero ya hace tiempo que lo estáis intentando y no hay embarazo –nos decía mientras miraba la pantalla del ordenador.

Sus palabras me dejaron helada. Hacía pocas semanas me había dicho que era joven y de repente ¿ya no era joven? ¿Qué narices significa?

Además, en ese momento, sabía tan poco de todo esto de la infertilidad que no pensé en recordarle que me mirara la antimulleriana, que me dijera cómo era mi recuento de folículos o que me explicara por qué mis ciclos se habían acortado tanto. Las reglas me bajaban cada 24 ó 25 días, incluso había meses que antes. No me gustaban las reglas tan cortas. Pero ella no me hizo ni caso en ese sentido.

–Vamos a probar con relaciones programadas –comentó.

Es decir, ella me haría un seguimiento de la ovulación mediante ecografías y nos diría cuándo teníamos que mantener relaciones sexuales. Y tenía que tomar Omifin.

Todo esto me estaba agobiando un poco. Esta planificación, la falta de espontaneidad, todo tan programado... no acababa de verlo. Aunque mi deseo de ser madre estaba por encima de todo y lo podría soportar. Pero, ¿el deseo de ser padre de Iskiam estaba también por encima de todo? –me lo preguntaba cada instante.

Creo que los dos nos sentíamos súper incómodos. Y no era para menos. Una mujer medio desconocida nos estaba diciendo cuándo teníamos que mantener relaciones sexuales. Eso no le gustaba a nadie y a nosotros tampoco.

Ahí no importaba si habías tenido un mal día, si estabas cansado o cansada, si no te apetecía... nada. Si tocaba tocaba.

Antes de irnos de allí nos dijo que ese día teníamos que hacerlo. Estaba a punto de ovular y no podíamos perder la oportunidad.

–Intentad hacerlo unas 3 veces esta semana –nos pautó.

Llegamos a casa y nos sentamos en el sofá. En parte, nos sentíamos devastados. ¿Por qué nos estaba pasando esto a nosotros? ¿Por qué teníamos que vivir situaciones tan incómodas? Nada en la vida resultaba sencillo. Eso de "coser y cantar" no iba con nosotros. Si algo se podía complicar, se complicaba. El accidente de mi madre, la muerte del padre de Iskiam... eran fantasmas que nos rondaban todo el tiempo. ¿No habíamos sufrido ya bastante? A veces pensaba que en otra vida tenía que haber sido un terrorista o un asesino en serie o yo qué sé. No entendía por qué todo tenía que ser tan difícil, no nos lo merecíamos.

Ambos queríamos que todo sucediera de la manera más natural posible. Así que dejé que pasara el rato para olvidarnos un poco de la visita al médico. Preparé algo de cenar e intenté calentar un poco el ambiente. Mi cabeza no podía olvidar que tocaba y que no teníamos que dejar escapar la oportunidad. ¿Y si gracias a esa programación lo conseguíamos?

No lo dudé ni un segundo. Pero ¿y él? ¿Cómo estaba él? ¿Qué le rondaba por la cabeza? Tenía la sensación de que habían muchas cosas sin decir. No me gustaba.

Mil preguntas rondaban mi cabeza. Entre ellas, cuánto se habría callado. Una de las cosas que más valoraba en nuestra relación era la complicidad y la sinceridad. Nos gustaba hablar de todo y de ese modo, nada se enquistaba. Pero esta tesitura era nueva para los dos y en muchas ocasiones nos sobrepasaba.

Me gustaba que me fuera sincero, que me dijera qué sentía, qué opinaba. Pero, como en otras ocasiones se callaba para protegerme, para no hacerme daño. Lo que no sabía era que el silencio me hacía aún más daño.

La búsqueda de embarazo se nos estaba haciendo bola.

Cuando pasan los meses y el embarazo no llega, a todas nos pasa por la cabeza si algo no estará yendo bien. Incluso, me atrevería a decir, que la palabra "culpa" aparece por primera vez sobre la mesa. ¿Será culpa mía? ¿Habrá algo en mí que no funciona bien? ¿O quizás no sea yo, sino él? Tener que afrontar una noticia acompañada de problemas de fertilidad no resulta nada fácil.

De la mano de la culpa, aparecen los miedos. **El miedo** a afrontar un resultado no deseado. ¿Y si resulta que el seminograma no está bien? Tenemos miedo a que por culpa nuestra, la pareja se quede sin hijos. Y preguntas y más preguntas invaden la cabeza hasta el punto de tener la sensación de que te va a explotar.

Frustración, enfado, desesperación, angustia… incluso llegas a pensar que en otra vida debiste ser una mala persona, porque sino, no hay manera de entender que esto te esté pasando a ti.

Y para más inri, la sensación de que no tienes el control de nada. Es algo completamente nuevo para los dos y no tienes ni la menor idea de qué va a venir después. La incertidumbre es tu compañera de viaje. Y para nada es algo emocionante, sino más bien incómodo, como una piedra en el zapato.

"A ver qué va a pasar ahora" –¿cuántas veces te has hecho esta pregunta?.

También es cierto que las ganas de saber qué narices está

pasando y poner remedio a nuestra situación era fundamental. Aunque me he encontrado con muchos casos de personas que prefieren no saber nada. Hacer frente a una mala noticia, como puede ser un diagnóstico de infertilidad, ataca directamente a las bases del "yo". A la creación de un ideal que viene desde que nacimos: "creceremos, nos casaremos y tendremos hijos". Y esto, ni es tan fácil ni es tan bonito en todos los casos.

Cuando te pones a investigar un poquito más sobre la situación actual, empiezas a darte cuenta de que no todo es tan fácil como tenías intrínseco en tu cerebro. Y empiezas a pasar una especie de duelo que pasa por pensar que quizás tengáis un problema o que quizás nunca tendréis hijos.

Pero, unidos a estos pensamientos negativos, hay una fuerza interior que no te permite tirar la toalla. Es una fuerza que te impulsa hacia el exterior de las profundas aguas. Y de repente, sientes que coges una bocanada de aire fresco que te ayuda a ver las cosas con más positividad y te permite avanzar. Y te dices a ti misma: lo conseguiremos.

En esta etapa de la búsqueda en la que estamos ahora, en este capítulo, apareció un nuevo concepto para nosotros (que puede que para ti también lo sea) y me gustaría ayudarte a entenderlo. Me refiero a las **relaciones programadas**.

El coito programado es la técnica más sencilla de los tratamientos de reproducción asistida, donde se sincroniza la ovulación con las relaciones sexuales, determinando el mejor momento para conseguir el embarazo de forma espontánea.

Básicamente, durante varios días en el ciclo, vas al ginecólogo y mediante ecografía, el sanitario puede ver en qué momento se va a producir la ovulación. Cuando llega ese momento te pauta mantener relaciones. Es una forma segura de "atinar" en los días clave.

Normalmente, a las relaciones programadas se las acompaña con Omifin. Éste es un medicamento que estimula la ovulación.

Será el médico quién te paute la forma de tomarlo, pero máximo se puede estar 6 meses con este medicamento.

A nosotros nos dieron un plazo de 3 meses y si no lo conseguíamos, ya veríamos qué hacer.

Es importante sincronizar correctamente las relaciones sexuales con la ovulación.

También hay un factor muy relevante en esta fase del proceso de búsqueda que hay que tener en cuenta. El hecho de que las relaciones sean programadas por un médico pueden producir un decaimiento de la líbido en la pareja. El hecho de que alguien te diga cuándo mantener relaciones es algo que a todo el mundo no le resulta inocuo sino que puede traer serios problemas.

Sobre todo, en este caso, le suele ocurrir al varón. Disfunción eréctil, eyaculación precoz, cambios emocionales; todas ellas situaciones que impiden que las relaciones sexuales sean deseadas, espontáneas y placenteras.

Total que lo que se pretende que sea para bien y que ayude a conseguir embarazarse, puede ser contraproducente.

Por todo ello, me gustaría decirte que las relaciones programadas no son una mala idea, ya que de forma sencilla te puede ayudar a conseguir el embarazo. Los siguientes pasos son más complejos, así que lo ideal sería que te quedaras en este punto con tu sueño cumplido.

Si como a nosotros es algo que os incomoda, intenta darle la vuelta a la situación. Estáis haciendo todo lo posible para conseguir ser papás. Y todo esto que estáis haciendo, no me cansaré de decirlo, está promovido por el amor. El sentimiento más puro del ser humano está implícito en este proceso y, aunque os digan cuándo mantener relaciones, en ese momento en el que lo dudas todo, mira a tu pareja a los ojos y recuerda lo que os mueve, recuerda cuánto le quieres y recuerda que no hay nada más bonito que luchar por un sueño juntos.

Una mirada y un abrazo está demostrado que libera tensiones y relaja. Y si aún y así, no lo conseguís, pasad al diálogo, algo fundamental en la pareja. No olvidéis el porqué habéis llegado hasta aquí. No perder el objetivo de todo esto. Y recordad que si estáis buscando tener un hijo en común, hay amor entre vosotros y el amor es el que ha promovido que seáis capaces de hacer casi lo que sea para cumplir vuestro sueño de ser papás.

También me gustaría añadir que no busquéis culpables. Eso no sirve de nada, solo ayuda a que la relación se deteriore. Nadie tiene la culpa porque esto es algo muy común que suceda solo por el hecho de pertenecer a la especie humana. No es culpa tuya, no es culpa mía.

Y sentir miedo es algo completamente normal. Es un sentimiento que no hay que obviar y que tienes todo el derecho del mundo a padecerlo. No hay que negar nuestras emociones y a ser posible no hay que ocultarlas, sobre todo a nosotras mismas. Echar tierra encima como si así fueran a desaparecer no ayuda al problema, sino que lo incrementa. Así que, lo mejor, es que te sientes y analices tus sentimientos, te preguntes si son o no racionales, y cuando los hayas localizado y reconocido, camina pasito a pasito para hacerles frente con orgullo y determinación.

No dudes de ti. Yo no dudo de ti.

NO OLVIDES QUE...

- La culpa y el miedo son sentimientos normales en el ser humano. Reconoce tus emociones y ayúdate a afrontarlas.

- Todo lo que estás haciendo está promovido por el amor.

- El diálogo, los abrazos y las miradas son armas muy poderosas para mantener la llama del amor y del deseo vivos.

~

Él siempre me hacía la vida más sencilla. Tenía la habilidad de ponerle sentido del humor a todo y eso facilitaba las cosas. Aquella noche hicimos el amor. En ningún momento sentí que estuviéramos obligándonos a ello.

"Al final no importa lo que tienes sino a quién tienes"

CAPÍTULO 9

Y el deterioro llamó a nuestra puerta

Y la regla, y la regla y la regla. Un año y pico buscando embarazo y nada. De momento seguíamos sin diagnóstico. La regla había vuelto a aparecer y ese día sí que me permití el lujo de llorar. Porque sí, porque me sentía mal, porque con cada regla me desmoralizaba. Con cada regla sentía que mi sueño de ser madre se esfumaba. Sin duda una carrera de fondo para la que no nos habían preparado. ¿En serio alguien se queda embarazada porque se le rompe el preservativo?, ¿O con la regla?, ¿O en una noche loca?. Al final me lo cuestionaba todo. Me sentía engañada, timada, enfadada, frustrada. Me daban ganas de tirar la toalla.

Pero sabía que era un sentimiento que se me iba a pasar. Me pasaba todos los meses. Estaba hundida en la miseria y de repente, no sé de dónde, salían fuerzas para seguir buscando un mes más. Y de nuevo pensaba lo mismo: seguro que este mes sí, este mes por fin veré las dos rayitas en el test. Pero no. Empecé a creer que la segunda raya de los test de embarazo era pura fantasía, o que los míos debían de estar defectuosos.

Me levantaba ilusionada para hacerme el test de embarazo, normalmente uno o dos días antes de la falta, aunque había meses que intentaba aguantar mínimo hasta el día de la "no regla". Me sentaba, respiraba y mojaba el palito en un vaso con la primera orina de la mañana. Lo miraba, me acercaba a él. No se veía nada de nada. Lo ponía al trasluz de la ventana... y nada. Había leído que si le hacía una foto al test y ponía la foto en negativo, podría marcarse más. También diseccioné algún que otro test a ver si al menos por dentro, aparecía la segunda raya. Nada. Definitivamente, la segunda raya no existía.

Hablé con Iskiam. Ya no podía más, me sentía muy triste y esta situación me estaba estrangulando. Cada mes el mismo nudo en el estómago que me quitaba el aire. Es como si mi vida se hubiera parado en el momento en el que nació en mí el instinto maternal. Nada me interesaba, la desgana era mi compañera de viaje y además, creía que molestaba si hablaba de ello. Por lo que, aún más, me ahogaba en mis pensamientos.

De mi entorno no lo sabía nadie. Para qué, ¿para que me dijeran que me relajara?, ¿para que me dijeran que estaba obsesionada?, ¿para que me miraran con cara de pena?. No, pasaba de contarlo. Era peor el remedio que la enfermedad.

Pero a Iskiam sí que se lo tenía que decir. Me callaba mucho porque no quería agobiarle. Pero la asfixia me estaba ahogando. No podía disimular más tiempo que en mi cabeza solo había un pensamiento. Lo ocupaba todo. No había espacio para nada más.

Así que, me armé de valor y le dije que necesitaba hablar. Tenía la irrefrenable necesidad de hablar de esto constantemente y por no agobiarle, no lo hacía.

Vi su cara de circunstancia. La frase "tenemos que hablar" le dejó preocupado. Me recordaba a esa película española que vimos en el avión destino a Dubai y que tanto nos hizo reír.

—Iskiam, necesito hablar —le dije.
—¿Qué te pasa? —me contestó.
—Pues que necesito hablar de esto. De la búsqueda, de los test negativos, de la regla, de mis miedos, de los síntomas que siento todos los meses. De todo esto. Necesito hablar y repetirme y volver a hablar. Necesito sacarlo fuera.

Que alivio sentí.

Le pregunté que qué pensaba y cómo se sentía. Y le dije que a veces creía que no estábamos en el mismo barco porque no le notaba preocupado.

No quería presionarle pero necesitaba saber exactamente qué pensaba de esta etapa que estábamos viviendo.

De repente, me encontré con una sorpresa con la que no

contaba. Me dió las gracias. Gracias por haberle contado lo que sentía y por haberle dicho lo que necesitaba.

—¿Necesitas hablar?, ¿Eso te va a hacer sentir mejor? Pues habla cariño —me dijo. A mí no me molesta, al revés —dijo Iskiam.
—Pensaba que hablar del tema te incomodaba —le contesté.
—No, no sabía qué hacer, ni qué decir. Creía que si sacábamos el tema y hablábamos constantemente de la búsqueda ibas a terminar encontrándote peor. Por eso siempre he tenido la actitud de quitarle "hierro al asunto" —me respondió.

De verdad me sorprendí. Todo este tiempo sin decirle casi nada por no agobiar y resulta que lo que pasaba entre los dos, ese silencio que sentía en torno a la búsqueda de embarazo, había sido puramente por falta de comunicación. Él no había sabido qué rol tomar en todo este asunto e hizo las cosas como mejor supo hacerlas.

Qué irónico todo. Tantos meses y ahora nos sentábamos a hablar. Me sentía tonta. Pero la verdad es que, de cierto modo, esperaba que él me preguntara más veces. Todas esas veces en las que me veía en el sofá buscando en todos los foros del mundo a ver si encontraba la respuesta a nuestros problemas.

Eso me hizo recordar que somos personas distintas que sentimos diferente y que afrontamos las cosas de manera diferente. No iba a culparle por ello.

~

¿Qué opinas de esta parte de la historia?. ¿Te has sentido identificada? La búsqueda de embarazo pone contra las cuerdas a casi todas las parejas. Las relaciones se pueden ver dañadas porque quizás, cada uno está a un nivel.

Se suponía que esto no debía ser así. Pero la realidad es que nos estaba tocando a nosotros... también. Y digo también porque con el tiempo he aprendido que no éramos los únicos en el mundo en esa situación. Es más, éramos más de los que nunca imaginé.

Hasta las parejas más consolidadas tiemblan. La tierra tiembla bajo los pies y hay que mantener el equilibrio para que esto no acabe derrumbándolo todo. De sobra es sabido que una de las claves para que la estructura no se fisure es la comunicación.

¿Cómo va a saber la otra persona lo que necesitas si no se lo dices? Damos por hecho que nos conocemos tanto que no son necesarias las palabras, que el otro debe saber lo que siento y además, saber cómo actuar. Pero recuerda: esto es nuevo para los dos. Mírate a ti misma. ¿Cómo te sientes?, ¿Duele?, ¿Te agobia? ¿Te pone triste?, ¿Tienes la sensación de que no tienes el control de nada?, ¿Te sientes sola?, ¿Incomprendida?... Si a la mayoría de preguntas, la respuesta es un "Sí", quizás tu pareja sienta también emociones nuevas en todo esto.

Empatía y comunicación, esa es la clave.

Para evitar esta situación de incertidumbre y soledad, es muy importante el diálogo entre la pareja. Poder contarle cómo te sientes y qué esperas de él puede marcar un antes y un después.

Así que, si no lo has hecho aún, te aconsejo encarecidamente que te sientes a hablar con tu pareja y que se lo cuentes todo. Qué piensas, qué te atormenta, cómo lo estás viviendo, cuál es el paso siguiente que te gustaría dar.

Cuando di el paso de mantener una conversación con Iskiam y le dije cómo estaba viviendo la situación y lo estresante que estaba suponiendo para mí, hubo un cambio radical. De repente, me encontré con que no hacía falta que me escondiera en el baño a mirar si me había bajado la regla o no. Tampoco hacía falta que no le dijera que me había hecho ya tropecientos test de ovulación buscando esa segunda rayita más marcada o igual que la de control. Y por supuesto, no tenía que disimular mis lágrimas, cuando "la indeseada" hacía su aparición estelar.

Además, no hay que olvidar que esto es cosa de dos y por esa razón ambas partes tienen que estar implicadas.

No te voy a revelar nada nuevo si te digo lo dura y difícil que puede resultar la búsqueda de embarazo y si, además se presenta algún problema de fertilidad y hay que recurrir a algún tratamiento de reproducción asistida, todavía más.

La infertilidad hace que se tambaleen los cimientos de una relación pero la llegada de un hijo también. Así que podríamos decir que, esta etapa, es como un entrenamiento.

Habladlo todo, tened confianza el uno con el otro, abrazaros y llorad juntos, solo así, todo será mucho más llevadero.

Ten en cuenta que la comunicación va más allá de si se habla o no se habla, o de cuanto se habla. La comunicación tiene más que ver con lo que se dice y cómo se dice. Tener una conversación sanadora que rompa con los reproches y, si la hay, con la violencia verbal fruto de la situación de estrés que estáis viviendo, es fundamental. También es importantísimo romper con el bloqueo que va erosionando poco a poco la relación.

Aquí te dejo unas **claves muy valiosas para comunicarte con tu pareja.**

1. No intentes entablar conversación en el momento en el que estás en tu peor punto, en el que tu estado emocional está alterado. Lo que se viene siendo, **no hablar en caliente**. Es mejor esperar a ver y sentir las cosas con serenidad y claridad para poder decirle, desde el corazón todo lo que piensas y sientes y lo que necesitas para poder sentirte mejor y llevar la búsqueda más fácilmente. Cuando las emociones nos controlan totalmente y adoptamos una actitud antagonista, el resultado difícilmente será positivo.

2. **Antes de hablar, piensa en lo que tu pareja no sabe**. Es decir, no des por hecho que sabe cómo te sientes o lo que necesitas. Aunque tengáis la sensación de que os conocéis en profundidad y que con solo una mirada ya sabéis lo que siente o piensa el otro, esto es una situación nueva para ambos, así que difícilmente sabemos cómo se siente el otro si no nos comunicamos. Hay que sentarse a hablar.

3. **No tengas miedo al choque de emociones o intereses**. Es decir, quizás tu pareja no esté en el mismo punto que tú o no sienta lo mismo que tú. Quizás no esté agobiado con la búsqueda, o no le importe esperar más tiempo o quizás, por el contrario, lo está pasando realmente mal y no te lo ha dicho para no preocuparte.

4. **No adoptes una actitud competitiva**. No se trata de quién puede más en esto. Y tampoco se trata de reprochar nada. Cada uno tiene sus tiempos, su momento. Se trata de que abras tu corazón y te sinceres. Expresar tus emociones, tus miedos, tus inquietudes, lo que te preocupa. Todo para poder vaciar la mochila que tanto pesa y que podáis estar más unidos que nunca en este proyecto que habéis iniciado en común.

5. **No estés a la defensiva**. Podría ocurrir que tu pareja, para calmarte, dijera esas frases que tanto odiamos como: "estás muy estresada", "te has obsesionado" o similares. Pues bien, piensa que habla desde la ignorancia. Piensa, que en la gran mayoría de los casos, estas cosas se dicen porque las dice todo el mundo pero no se dicen con mala intención. Intenta explicarle con detalle todo, y asegúrate de que lo ha entendido para que pueda hacer y decir lo que realmente os va a hacer sentir bien a los dos.

Una conversación a tiempo puede marcar un antes y un después.

NO OLVIDES QUE...

- No des por hecho que tu pareja sabe lo que sientes. Quizás no sabe qué decir ni cómo actuar. Esta situación es nueva para los dos.

- Sentaros a hablar. Destapa tus sentimientos y tus miedos, cuéntaselo todo. La comunicación es fundamental en la pareja.

- Practica la escucha activa y la empatía con tu pareja.

~

Solo tenía ganas de llorar. Me preguntaba porque no había dado el paso antes de sentarme a hablar con él ¿Nos estaba separando la búsqueda de embarazo?, ¿Nos alejaba el uno del otro?. Me sentía mejor porque ya no tenía porqué ocultar que las cosas no estaban bien en mí pero tenía que reconocer que no estábamos bien. Tenía que hacer algo para sanear esta situación. Al fin y al cabo, el proyecto bebé era cosa de los dos y era algo que tenía que traernos más felicidad a nuestra vida, a unirnos más, no todo lo contrario.

Creo que necesitaba un descanso.

"Todo va a estar bien.
Tal vez no hoy, pero sí con el tiempo"

CAPÍTULO 10

El parón

Empecé a analizar nuestra situación y especialmente cómo me estaba sintiendo. Amplié mi perspectiva e intenté observarme desde fuera. No era la misma. Sé que había cambiado. Estaba más triste, menos motivada, me costaba más reírme, me costaba más relajarme. Mis relaciones con Iskiam solo tenían un pretexto más allá de simplemente querernos. Mis apariciones en los foros eran incesantes, mis consultas a los médicos que encontraba en la red eran desorbitadas. Me había convertido en una adicta a la búsqueda de embarazo. Quizá ahora sí me sentía obsesionada. Sobre todo porque era el primer pensamiento al levantarme y el último al acostarme. No había nada más.

Las relaciones programadas no habían funcionado y aún así, nos decía la ginecóloga que no veía nada raro. Quizás la edad.

Buah! Ahora me venía con el cuento de la edad. Primero la edad no era un problema porque todo estaba bien. Y ahora, que seguía todo bien, la edad sí que era un problema. No tenía ningún sentido, por lo menos para mí. Acababa de cumplir 35 años.

Necesitaba descansar. Desconectar de toda esta mierda.

Tener hijos no tenía que ser así. La historia no tenía que ser la que estaba siendo. ¿Dónde estaba el romanticismo y la sorpresa del embarazo inesperado?

No tenía fuerzas para continuar. Necesitaba saber que me iba a bajar la regla el próximo mes sin lugar a dudas. Pasaba de estar otro mes más haciéndome los test de ovulación y yendo y viniendo al baño a ver si me había bajado la regla. Tocándome las tetas a cada instante como una posesa a ver si estaban más sensibles, más duras o más grandes. Y pasaba de estar analizando mi cuerpo hasta la saciedad.

Necesitaba no pensar en todo eso.

—Iskiam, necesito descansar. No puedo más —le dije. No quiero mantener relaciones, no quiero pensar en la ovulación ni en los síntomas, no quiero. Quiero que la regla baje y ya está. Necesito un respiro mental.

Por un lado pensaba que si parábamos perderíamos el tiempo porque solo sumaríamos meses a los que ya llevábamos. Pero por otro lado, o lo hacíamos o acabaría loca.

Y así lo hicimos.

Me desconecté de todo. Aparqué el ordenador, las búsquedas en internet. Escondí en una bolsa los test de ovulación. Me quedaban pocos pero no iba a comprar más. Así, si no tenía no los haría.

Ahora se trataba de recuperarme. De volver a motivarme con mis cosas.

Los días fueron pasando y sentí que me estaba sanando. Dediqué tiempo a mirarle a los ojos. Mientras le miraba me di cuenta de todo lo que teníamos, de todo lo que éramos.

Él no había cambiado. Seguía siendo divertido, bromista, cariñoso. No me tenía nada en cuenta, me dejaba fluir, me dejaba ser. Sin duda era el amor de mi vida.

En ese momento sentí lástima. Hacía tiempo que no me había parado a mirar con el corazón. A darme cuenta de que él y yo lo éramos todo. Éramos felices. Estábamos completos. Querer tener un hijo era para sumar en esa ecuación casi perfecta. Pero nunca debía restar. Y ese deseo había restado los últimos meses. Me había olvidado del por qué.

—Carmencita —me dije. Había vida antes de la búsqueda.

De repente, el reloj del tiempo volvió a hacer tic tac. No era el reloj biológico sino el del tiempo. Porque el tiempo se había parado a mi alrededor, porque solo había una cosa, un objetivo. Pero de repente ya no era así. Se había deshecho el nudo y podía respirar.

—Carmencita, hay vida antes y después de la búsqueda.

—Esto es un camino —me dije. Puede que sea un camino más largo que para otros, pero todo camino empieza con un paso y ese paso ya lo hemos dado. Tenemos que seguir recorriéndolo sin dejar de ver, sentir y disfrutar del resto de cosas que forman parte de ese camino, nuestro camino, mi camino.

∼

Seguro que alguna vez habrás oído que parar no significa perder el tiempo, sino que sirve para retroceder y coger carrerilla. Y sin duda era así. Esta etapa de mi vida me lo había enseñado y tengo que recalcar que fue muy sanador y necesario hacerlo.

En la actualidad vivimos con prisa y en la carrera, nos privamos de nuestro propio tiempo. Se nos olvida disfrutar del presente mientras construimos el futuro.

Parar puede hacernos creer que perdemos más tiempo, que ya hemos agotado suficiente. Pero, bajo mi punto de vista, la pausa y la meditación podrán retrasarnos, pero no nos precipitarán hacia el error. Reflexionando rebajarás la tensión con que tomas una decisión y el margen de error, si bien no desaparece, se reduce.

No hay nada peor que el empecinamiento. Entonces dejamos de ser personas y nos convertimos en caballos desbocados, con nervio, fuerza, sudor y visceralidad, pero sin lógica.

En esos momentos, conviene reposar. Pararse y meditar lo que estás haciendo, si te gusta lo que estás viviendo. Si quieres seguir ese camino o quieres tomar otro. Porque el cambio puede ser bueno, si es a mejor. Y esta mejora solo puede venir de la mano de la sangre fría y la reflexión. Sopesar lo bueno y lo malo de una situación y discernir el camino a seguir, si es que quieres seguirlo o lo prefieres cambiar.

Se trata de retroceder para tomar impulso, renovar energías o simplemente tomar un aliento que te permita seguir el impulso hasta la cima.

Los logros y metas importantes de la vida requieren mucho trabajo, dedicación, constancia, valentía y, sobre todo, ser capaces de ver lo positivo y tener una fe fuerte en la misión que te has encomendado a ti misma.

5 consejos para retroceder y tomar impulso:

1. **Parar** un mes, dos meses o los que necesites, no se trata de un fracaso ni de haber tirado la toalla. No significa que nunca lo vayas a conseguir. No se trata de un final, simplemente es un momento para reflexionar y verificar que la manera en la que se está procediendo es la más apropiada.

2. **Meditar.** Es el momento de reflexionar en profundidad qué es lo que os ha traído hasta aquí. Qué cosas son las que te hacían y te hacen felices. Qué es lo que ha promovido la búsqueda. Medita sobre el amor. El amor mueve montañas y la búsqueda de un hijo está

relacionada completamente con el amor.

3. **La felicidad**. Reflexiona si eres feliz con la decisión tomada. La búsqueda de embarazo es un camino, a veces largo, que tenemos que recorrer para conseguir nuestro deseado objetivo. No debes de olvidarte de la felicidad. De lo que te hace sentir bien y la búsqueda tiene que hacerte sentir bien, aunque te encuentres con piedras en el camino. Creeme si te digo que, cuando lo consigas, (que lo harás), mirarás atrás y sentirás que perdiste el tiempo llorando. Disfruta del presente mientras construyes el futuro. Recuerda que no hay posibilidad de llevar a feliz término un proyecto con el cual solo se sufren angustias y genera sentimientos como tristeza, desmotivación y malos pensamientos.

4. **Información.** Estar bien informada es súper importante. Saber empodera, nos permite tomar decisiones y elegir el camino a seguir. La búsqueda de embarazo puede ser agotadora y nos llegamos a sentir muy vulnerables porque no tenemos ni idea de lo que está pasando. Es algo completamente nuevo. Ahora mismo, puede que estés pasando por un momento en el que no ves del todo claro el camino que estás transcurriendo y por ello, es importante que te dediques tiempo y que dediques tiempo a informarte. La información te va a dar algo de paz.

5. **Descansar.** Deja tu mente en blanco. Durante el tiempo de desconexión date momentos para no pensar en nada o para hacer cosas que realmente te distraen y te llenan. Duerme. Dormir regenera nuestras células y nos ayuda a

pensar con más claridad.

Sin duda parar y desconectar puede ser muy positivo y nos puede ayudar a seguir con fuerzas renovadas y dando los pasos correctos para conseguir nuestro objetivo.

Insisto: El presente es lo único que tenemos con certeza, el futuro aún no existe.

NO OLVIDES QUE…

- Parar, retroceder y coger impulso es una decisión muy sabia. Ayuda a reflexionar y a ver las cosas con serenidad.

- La búsqueda es un camino a recorrer.

- Antes de la búsqueda tenías vida y había muchas cosas que te hacían feliz. ¿Las has olvidado?

∼

Saber que me tenía que bajar la regla era hasta relajante. Por fin no tenía esa tensión que me acompañaba todos los meses. Me sentía bien, muchísimo mejor. Tendría que haber desconectado física y emocionalmente antes.

"No esperes a sentirte lista, da el salto y hazlo realidad"

CAPÍTULO 11

Siguientes pasos

Pasaron un par de meses o, mejor dicho, un par de reglas. Mi sueño seguía en pie, solo que ahora estaba menos ofuscada. Se me había puesto todo demasiado negro y ya, por fin, veía el panorama de otro color.

Teníamos que volver a la ginecóloga para decirle que las relaciones programadas no habían funcionado. Después del tercer mes con Omifin ya no habíamos vuelto. Estaba contrariada. Esta ginecóloga me gustaba. Recuerdo que cuando estaba en Castellón había ido a dos o tres diferentes y nunca me había sentido cómoda. Ahora sí. Pero algo me decía que no estaba en el sitio correcto.

Yo siempre he sido bastante "dócil" y me he dejado asesorar por los profesionales. Si me decían "tienes que hacer esto o aquello" pues lo hacía. No dudaba de su profesionalidad. Hasta ese día había hecho exactamente lo que me había recomendado la ginecóloga.

Pero ya no más. No, porque me parecía que estaba perdiendo el tiempo. Así que fuimos a la consulta y estaba decidida a decirle que me tomara en serio. Quería ser madre, había hecho ya decenas de visitas y habían pasado los años con un diagnóstico de "no tienes nada". Pero la realidad es que yo seguía sin estar embarazada.

Me puse en modo cabreo.

—Pasa por aquí Carmen. Hoy iremos a otra sala —me dijo.

Ya no me iba a visitar en su despacho, ni me iba a mirar con su ecógrafo. De repente me vi recorriendo un pasillo de la clínica que nunca había visto, lleno de salas a cada lado.

Encendió la luz y me dijo que me preparara para una ecografía en esa nueva sala, con ese nuevo ecógrafo.

Empezó a mirar con detenimiento sin decir nada. Me dijo que estaba a punto de ovular mientras observaba la pantalla. De pronto me pidió permiso para que un colega me viera también.

Vino un señor alto de mediana edad y pelo blanco y sin comerlo ni beberlo dijo —Es un claro caso de FIV. Sí, si quiere quedar embarazada va a necesitar tratamiento.

Me quedé helada. Necesitaba salir de allí ya. Me sentí timada.

El Dr. dijo que solo tenía dos folículos. Yo no entendía nada. —¿Cuántos tenía que tener? Nadie me habló en ningún momento de los folículos. –¿Qué era eso?.

Pero solo tenía dos y por su conclusión, deduje que eran pocos.

Giró la pantalla y me los enseñó. Incluso le costaba encontrarlos. Aquello gris oscuro de la pantalla se suponía que debía estar lleno de bolitas, pero estaba vacío.

Iskiam estaba fuera en la calle. Antes de salir pasé la tarjeta. En ese momento supe que no iba a volver a pisar esa clínica.

Lloré. Todo estaba fuera de mi control. Me vino a la cabeza aquel día en 3º de EGB cuando nos explicaron lo que era un niño probeta. Me impactó mucho aquella clase de naturales. Y de repente me veía en la tesitura en la que iba a descubrir exactamente cómo eran esos niños que se engendraban en un tubito. Ironías de la vida o puntos que se juntan cuando miras hacia atrás y todo cobra sentido, tal como dijo Steve Jobs.

Iskiam me ponía la mano en la espalda, a modo de abrazo al 50%. No sabía como reaccionar. Pero yo estaba en mi mundo cagándome en todo.

Me estaba poniendo roja y tenía calor. Cuando me cabreo y me ofusco me pasa eso. ¿Y ahora qué? Entonces, recordé que mi prima me había recomendado ir a una clínica de fertilidad. Ella, que ya llevaba tiempo en este periplo, entendía cómo me sentía. Así que se lo dije a Iskiam. Quería ir a pedir una segunda opinión, costara lo que costara.

Tocaba volver a reflexionar y a quemar el teclado del ordenador buscando respuestas.

Al día siguiente establecimos un plan. Buscamos opiniones y decidimos visitar un par de clínicas y también comenzar el proceso en la Seguridad Social (que ya nos habían adelantado que era lentísimo).

El primer escollo que nos encontramos fue que no podíamos ir a visitar todas las clínicas ya que la primera visita costaba dinero, y no era poco (por lo menos para nosotros). Así que teníamos que limitarnos y escoger bien dónde íbamos a ir. No íbamos a estar gastando el dinero en primeras visitas a diestro y siniestro. Además, con el seguro privado que teníamos no nos entraba nada.

Cogimos cita y fuimos.

En la SS directamente, la médico de cabecera, me dijo que ya me llamarían. Ni siquiera tenía que ir a la ginecóloga previamente.

Fuimos a la primera clínica. Estaba lleno de gente. Todo el mundo miraba para abajo. Un sentimiento de vergüenza flotaba en el ambiente. Había personas de distintas etnias y nacionalidades. Las recepcionistas hablaban varios idiomas. Era un ambiente nuevo para nosotros. Raro.

Nos sentamos y esperamos a que nos llamaran.

–¿Carmen? –pasad por favor.

Nos hicieron subir a la planta de arriba. Lo primero que me vino a la cabeza es que me habían llamado a mí. Yo era la que me había registrado. Era como que ya se daba por hecho que la infértil era yo. En mi caso era cierto o eso parecía. Pero la realidad es que esto era cosa de dos y para no sentirte como un despojo, deberían incluir a los dos miembros de la pareja. Pero bueno, no pasaba nada, fue solo una observación que me hizo mi pensamiento sin yo siquiera preguntarle.

Me había tocado una doctora joven. Tenía esa mirada seria pero a la vez profesional. Nos sentamos y hablamos un rato. Me pidió hacerme una ecografía. La verdad es que el ecógrafo parecía de la NASA, mucho más nuevo y aparentemente más avanzado tecnológicamente que el que estaba acostumbrada a ver.

Confirmó la sospecha. Mis folículos brillaban por su ausencia. De momento no me preocupé en exceso. Aún no sabía qué se podía hacer y qué no. Y por supuesto, haciendo honor a mi carácter "happy flower" pensé que me darían una solución.

Nos mandó hacernos unas analíticas. Una de ellas era la hormona antimulleriana. Recordé que la ginecóloga anterior me dijo que no era necesario hacerla ya que con otros valores se podía medir lo mismo y todo estaba bien.

También nos pidió una analítica de X-frágil (ni idea de qué era eso) y cariotipos a los dos (tampoco sabíamos qué era) y a Iskiam *un seminograma.*

Además, me recomendó ir tomando unos complejos vitamínicos que nos harían ganar tiempo porque colaborarían a favorecer la calidad de mis óvulos.

No sé por qué, ese gesto me gustó. Al menos, podía ir haciendo algo para no tener esa sensación de que el tiempo estaba pasando y yo estaba parada.

Nos dieron cita para otro día para volver con los resultados. En una hoja nos apuntó lo siguiente:

PLAN

- Analíticas: x-frágil, cariotipos y AMH.
- Seidivid 1s/12h
- DHEA 75mg 1c/24h

- Recuento con regla 15/16 diciembre aprox.
- Seminograma

Nos fuimos de allí con ese sentimiento extraño. Fue salir por la puerta y sentir que algo estaba a punto de cambiar. Pero lo importante es que estábamos dando pasitos. Cada vez estábamos más cerca de lograrlo.

Pasaron los días y fuimos a la segunda clínica. El ambiente era acogedor. Nos ofrecieron café. Si borraba de mi mente el motivo por el que estábamos allí pensaría que había ido a un hotel de lujo. Música suave, la recepcionista super amable, café, agua... Pensé que me iban a "sacar los ojos". Tanto lujo se pagaba por algún lado seguro.

Subimos a la planta de arriba y nos hicieron esperar un poquito. Nos llamaron. El doctor me pidió que me desnudara de cintura para abajo para hacerme una ecografía, después de obviamente, contarle qué hacíamos ahí. Efectivamente no había prácticamente folículos. Confirmamos de nuevo lo confirmado.

–¿Hay algo que nosotros podamos hacer? –le preguntamos.
–No. Nada. Simplemente, mi recomendación es que os sometáis a un tratamiento de fecundación in vitro. Y no tenéis tiempo que perder porque cuanto más tiempo pase, peor –dijo.

No me pidió analíticas adicionales y tampoco me recomendó ningún complejo vitamínico. No sé, no sentí feeling. La doctora de la otra clínica me pareció más profesional, más preparada.

También me llamaron de la Seguridad Social para que fuera a una dirección en la que nunca había estado. Cuando llegué allí me dieron un papel para que lo cumplimentara con mis datos e indicara qué me sucedía. La chica que me atendió cogió el papel y lo puso encima de la mesa. Me fui de allí y no sabía si ese papel llegaría a su destino (probablemente no). También me pregunté si ahora ya me encontraba en la maravillosa y larga lista de espera de la SS. No me dieron nada de información, así que di por hecho que ya me llamarían (quizás dentro de un año o a saber).

Estás metida de lleno en un mundo oscuro y negro del que prácticamente no sabes nada. Son muchas las preguntas que rondan tu cabeza: ¿por qué me está pasando esto a mí?; no entiendo muy bien la magnitud del problema en el que me encuentro; ¿tendrá solución?; no sé de quién fiarme, y un largo etc.

Buscas opciones y alternativas pero realmente no sabes muy bien por dónde tirar y sobre todo, temes equivocarte.

El factor dinero entra en juego. Los tratamientos de reproducción asistida son caros y no tienen garantías de éxito.

Todo se tambalea bajo tus pies y tienes miedo. Miedo a muchas cosas: miedo a no llegar a ser madre nunca, miedo a la elección de clínica, miedo a gastarte el dinero sin un resultado, miedo a que esto afecte a la pareja.

Te entiendo, lo he vivido, sé cómo te sientes.

Voy a tratar de ayudarte respondiendo a todas tus preguntas para que ese "miedo" sea cada vez más pequeñito, casi imperceptible. Porque la información es poder y te permite tomar decisiones con seguridad, lo que te aportará calma.

Así que: **¿Es el momento de dar un paso más en la búsqueda y acudir a un especialista en reproducción** asistida?

- Si tienes menos de 35 años, no tienes ninguna enfermedad relacionada con la fertilidad y llevas más de un año buscando un embarazo sin éxito, es el momento.

- Si tienes más de 35 años y llevas más de 6 meses buscando embarazo y nada, es el momento.

- Si no estás entre estas dos casuísticas pero la búsqueda de embarazo se te está haciendo dura a nivel emocional, no lo dudes, es el momento.

¿Cómo elegir clínica de fertilidad? ¿Qué tengo que tener en cuenta?

1. Lo primero que hacemos es preguntar a nuestro entorno de mayor confianza si conocen alguna clínica. También miramos por internet las opiniones de otros usuarios.

   Bajo mi punto de vista, es importante que confíes en tu instinto y en tu criterio. Es decir, que estas recomendaciones te ayuden a hacer el primer triaje pero no a elegir clínica. Tienes que tener en cuenta que las recomendaciones vienen fundamentadas en función de la propia experiencia personal. Son buenas o malas si el resultado obtenido en un tratamiento ha sido o no exitoso.

   Por ejemplo, si tu amiga se quedó embarazada, te recomendará su clínica, sin embargo, si no lo ha conseguido, puede que te diga que no te fíes de esa clínica.

2. Selecciona un máximo de 3 clínicas y visítalas. No más de tres porque si no, lo único que vas a hacer es liarte más.

3. ¿Has sentido feeling con el médico que te ha tocado? Es importante el feeling porque esta persona os va a acompañar en uno de los caminos más importantes de vuestra vida. Tenéis que sentiros cómodos y comprendidos.

4. Elige una clínica que no te pille demasiado lejos de casa. Piensa que vas a tener que ir un montón de veces, puede que incluso cada dos días. El tráfico, el tiempo en llegar y otros factores pueden provocar en ti un estado de ánimo contraproducente. Tienes que llegar a la clínica tranquila, con ilusión, relajada.

5. Compara los 3 presupuestos y elige, en función también del resto de variables, el que más se ajuste a tus posibilidades.

Tienes que poner en una balanza todo esto para poder elegir. Cada situación es distinta de la otra, hay muchos factores que entran en juego: la edad, la economía, el problema… Confía en ti, seguro que tomarás el camino correcto.

¿Qué tratamientos de fertilidad existen?

Dependiendo del diagnóstico que tengáis os recomendarán el tratamiento más adecuado. No todo vale para todo el mundo.

- **Inseminación Artificial (IA)**: es una de las técnicas de reproducción asistida más sencilla para conseguir el embarazo, con un tratamiento y control médico que no interrumpe la rutina habitual de la paciente.

  Esta técnica consiste en introducir los espermatozoides, previamente seleccionados, de la pareja o de un donante anónimo, en el útero de la mujer durante su periodo ovulatorio para favorecer la gestación.

- **Fecundación in Vitro (FIV)**: se trata de un tratamiento de reproducción asistida que consiste en unir el óvulo y el espermatozoide en el laboratorio con el objetivo de engendrar embriones de mayor calidad. Dentro de la técnica de fecundación in vitro podemos diferenciar los siguientes tipos:
  - Fecundación in vitro con óvulos propios y semen de la pareja.
  - Fecundación in Vitro con óvulos propios y semen de donante.
  - Fecundación in Vitro con óvulos de donante y semen de la pareja (ovodonación).
  - Fecundación in Vitro, o FIV, con óvulos y semen de donante.

  - También existe la posibilidad de la adopción de embriones. Es decir, cuando tanto los óvulos como los espermatozoides están mal, tienes la opción de recurrir a la doble donación y que hagan la fecundación en el laboratorio o podrías directamente adoptar embriones que ya están en el laboratorio a la espera de una mamá donde poder convertirse en bebés.

¿Cuánto me puede costar un tratamiento de reproducción asistida?

Los tratamientos de reproducción asistida no son baratos. Una IA puede costar desde 300€ a 1.000€ y una FIV convencional sin donantes puede ir desde los 2.500€ hasta los 6.000€ (en España). En otros países los precios son muy dispares. En EEUU puede costarte tranquilamente 30.000 dólares una FIV.

Además, al tratamiento hay que añadirle el coste de las pruebas adicionales que tengas que realizarte para tener un buen diagnóstico y el coste de la medicación que se paga a parte.

La Seguridad Social es gratuita y la medicación entra con receta, por lo que se paga poco. Pero, los inconvenientes que nos encontramos son:

- Largas listas de espera.
- Actúan por protocolos por lo que el tratamiento no es un traje a medida.
- Y hay un importante cribado de pacientes. Por ejemplo: si ya has tenido un hijo anteriormente, no hagas cola, porque no te van a realizar el tratamiento. O si tienes más de 40 años tampoco. O si tienes una importante baja reserva ovárica, tampoco.

Es importante que te informes bien antes de tirarte uno o dos años en lista de espera para nada.

Si finalmente decides ir a una clínica privada y el dinero es un problema para ti o para vosotros, busca una clínica que tenga la opción de financiar el tratamiento. Hay algunas clínicas en las que puedes pagar el tratamiento en 12 meses y sin intereses.

Otra cosa que a veces cuesta es pedir una **segunda opinión médica**. Llevo toda la vida yendo al mismo ginecólogo ¿pido una segunda opinión?

A veces, el hecho de llevar mucho tiempo confiando en una persona, nos lleva a sentirnos obligados a continuar confiando de por vida. Es como cuando vas siempre a una peluquería y de repente vas a otra y es como si estuvieras siendo infiel. Te sientes fatal a no ser que lleves un cabreo monumental y que por eso has tomado la decisión de cambiar.

Con los médicos pasa lo mismo. Te tratan bien, vas a gusto, se preocupan por ti etc. Pero lo cierto es que llevas mucho tiempo buscando embarazo y no llega. Y le preguntas a tu ginecólogo y te dice que no tienes nada, que todo está bien.

Ahí es cuando tienes que preguntarte –¿no tenemos nada o no nos lo has encontrado?. Sintiéndolo mucho, es tu vida, tu dinero, tu tiempo, tu cuerpo y tu sueño y nadie debería frenarte. Tienes derecho a una segunda opinión, a acudir a otros profesionales, a ver si ellos son capaces de encontrar algo. Porque si llevas más de un año buscando y el embarazo no ha llegado, las probabilidades de que llegue son cada vez menores.

Así que piensa en ti, lo primero tú y luego, los demás.

NO OLVIDES QUE...

- Priorízate. No dejes las cosas para más adelante si lo que necesitas es avanzar.

- No tengas miedo de pedir una segunda opinión. Estas visitas te darán información y te ayudarán a tomar decisiones.

- Ve a las visitas con los deberes hechos y las preguntas apuntadas en un papel para que así no se te olvide ninguna duda sin resolver.

~

Después de sopesar las 3 opciones que teníamos entre manos, tomamos la decisión de ir a la clínica de la doctora González. No podíamos esperar a que nos llamara la Seguridad Social. Ya llevábamos demasiado tiempo esperando.

"No puedes evitar que las aves de la tristeza pasen por encima de tu cabeza, pero puedes evitar que hagan un nido en tu cabello"

CAPÍTULO 12

Lo negro podía transformarse en gris

–Pasar por favor. Lo primero quiero hacerte una ecografía para ver el recuento de folículos tal como comentamos –me propuso la Dra. González.

Me senté en el potro y me puse en la posición incómoda de siempre. En el último año había ya perdido la cuenta de las veces que me había despatarrado en una camilla.

Con el aparatito miró a un lado y al otro buscando los ovarios. Yo en la pantalla no veía absolutamente nada, solo gris.

–Mira, ¿ves esa bolita de ahí? Eso es un folículo. En el otro ovario no tienes ninguno –añadió.

Me vestí y me senté. El despacho de la doctora era pequeñito. Se dividía en dos salas de pocos metros cuadrados cada una. En una había una mesa de oficina y en la otra la camilla y el ecógrafo y un pequeño vestuario.

Se puso al otro lado de la mesa y nos miró.

—Como sospechaba, tienes baja reserva ovárica —dijo. Es una menopausia precoz. Esto significa que te queda poca vida fértil. Tienes muy pocos folículos por lo tanto las posibilidades de quedarte embarazada de manera natural son prácticamente nulas. ¿A qué edad te bajó la regla por primera vez? —preguntó.
—A los 10 años —le dije. Fui la primera de mi clase. ¿Tiene algo que ver?
—Puede ser —dijo. En muchas ocasiones es un factor hereditario. ¿Alguna mujer de tu familia ha tenido dificultades para tener bebés?

La verdad, no lo sabía. Aunque es cierto que una tía mía no había tenido hijos, pero no sé si eso podía tener alguna relación. Aún y así, qué mala suerte la mía el heredar una baja reserva ovárica y no heredar una casa o un terreno.

—Como siempre, yo tan afortunada —pensé.

El semen está bien, pero tu recuento de folículos sumado a tu antimulleriana de 0,3 ng/ml me hacen recomendaros que recurráis directamente a ovodonación si queréis tener hijos —dijo la doctora González. No creo que con una FIV convencional tengáis muchas posibilidades, lo siento mucho.

Sentí que me hundía en la silla. Mi cuerpo se escurría hacia abajo haciéndome cada vez más pequeñita. Es como si una viga de hormigón hubiera caído sobre mi cabeza. El golpe me dejó aturdida, no podía creer que nos estuviera pasando esto a nosotros. Esa señora nos estaba diciendo que no podíamos tener hijos. Así, sin más. Sin comerlo ni beberlo. Después de dos años buscando resultaba que tener hijos era imposible. –¿Cómo podía ser?

Nos quedamos los dos, paralizados. Me sentía culpable. Mi cabeza procesaba una cantidad de pensamientos incesantes que se revolvían sin parar. Nunca seré madre, pero Iskiam no será padre… y por mi culpa.

Me quedé como en estado de shock. No creía lo que estaba oyendo. Necesitaba salir de allí, que me diera el aire. Asimilar que lo que estaba entrando por mis oídos se refería a nosotros.

—Iros a casa, tenéis que hablar, tenéis que pensar qué queréis hacer. Y cuando os encontréis mejor hablamos –dijo la doctora González.

Un aura de silencio nos envolvía a los dos. Estábamos devastados. Una montaña gigante se puso delante de nosotros y ni siquiera sabíamos si la podríamos escalar.

Salimos de la clínica previo paso por caja. Esta vez éramos nosotros los que íbamos con la cabeza agachada. No para que no nos vieran pero sí para ocultar nuestra palidez y nuestras lágrimas.

Llegamos a casa. Iskiam sonrió de medio lado. Esa sonrisa nerviosa que pone cuando no sabe qué decir.

—Encontraremos una solución —me dijo. No te preocupes. Buscaré al mejor profesional del planeta que nos ayude a tener hijos, que nos dé una solución. Déjalo en mis manos.

Rompí a llorar. Me sentía fatal tanto por mi como por él. Iskiam estaba ilusionado igual que yo con la idea de ser padre y algo en mi lo estaba impidiendo. Hemos esperado demasiado tiempo —le dije.

—Antes de plantearnos nada, necesito investigar —comentó Iskiam.

Creo que en otra vida debió de ser detective o miembro de un clan de espías o de la CIA. Se le daba muy bien rebuscar por internet y cuando algo se le metía entre ceja y ceja, no había quien lo parara. Si hubiera una solución, él la encontraría.

La palabra ovodonación rondaba por mi cabeza. Así de primeras debo decir que para nada me lo planteaba. Necesitaba intentarlo al menos una sola vez con mis óvulos. Así que no lo quería pensar. Descarté esa opción por completo, no estaba en mis planes a corto plazo. Si tenía que valorar eso, sería en otro momento. Éste no era el momento.

Iskiam me sacó el tema y me dijo: —Mira, yo no estoy preparado para la ovodonación. Hasta hoy ni siquiera sabía que esa palabra existía. *Yo quiero un hijo que sea tuyo, con tu cara, con tus ojos, con tu pelo, con tu forma de ser".*

―*La doctora nos ha dicho que en España se puede optar a la ovodonación hasta los 50 años, por lo tanto, tenemos tiempo de sobra para cambiar de opinión. Vamos a investigar, vamos a averiguar si se puede hacer algo, y si no se puede, viajemos, querámonos, hagamos proyectos, seamos felices juntos como hasta ahora... sin hijos. Y ya pensaremos en la ovodonación si en otro momento creemos que es una buena alternativa.*

Sus palabras me ayudaron infinitamente. La presión que sentía se disipó un poco. Viendo las cosas con tanto tiempo por delante me aliviaba. Aún quedaban años hasta los 50 y la vida da muchas vueltas. El reloj biológico no paraba de sonar pero él me había dado más tiempo con sus palabras.

Teníamos claro lo que no queríamos, pero no sabíamos aún qué íbamos a hacer. Así que, quemamos el teclado del ordenador buscando respuestas.

Los días pasaron. Trabajábamos y en nuestro tiempo libre seguíamos buscando una solución. Estábamos dispuestos a ir donde fuera con tal de encontrar a alguien que nos ayudara con la baja reserva ovárica.

Empezamos a leer de todo y opté por mandarle un email a la doctora González a ver si podía resolver algunas dudas.

Este fue mi email:

Hola Dra.

Soy Carmen J., después de nuestra última visita hemos tenido tiempo de pensar y reflexionar sobre lo que queremos hacer y nos surgen algunas dudas.

He leído que aunque la antimulleriana haya salido baja, que eso no implica necesariamente que los pocos óvulos que tengo sean malos. También he visto que hay chicas en mi misma situación que lo que hacen es varios procesos de extracción y congelación hasta tener un número bueno de ovocitos y luego ya se fecundan y se implantan teniendo más posibilidades de éxito ¿esto podría ser en mi caso?

Por otro lado, también me preguntaba por qué no probamos primero con una IA, ya que para la IA solo se necesita un óvulo sano y no un montón como en FIV.

De momento nos resignamos a acudir directamente a ovodonación e imagino que la mayoría queremos intentarlo primero con nuestros propios óvulos, pero quiero estar convencida de lo que hacemos y dar los pasos correctos.

¿Podrías resolverme estas dudas?

Gracias!

Te recuerdo un poco mis valores para que los tengas a mano:

35 años. Casi 3 años de búsqueda. 3 meses de relaciones programadas con Omifin, una de ellas con ovulación espontánea.

Resultados de la última analítica:

FSH 4,66
LH 2,86
PROLACTINA 8,8
ESTRADIOL 102
ANTIMULLERIANA 0,31

Un saludo,
Carmen

Ella respondió a mi email al día siguiente:

Hola buenos días,

Te he llamado ahora mismo ya que prefiero hablarlo personalmente y no me has podido atender.

Lo hablaremos en la consulta de enero toda la implicación de la AMH, la baja reserva y el pronóstico en estas situaciones. Es lo que os expliqué en la consulta del otro día pero si es necesario lo volvemos a hablar.

Si queréis que lo hablemos también por teléfono antes de la visita, me avisas y buscamos un momento que podamos hablar por ambas partes.

Un saludo,

Dra González

Me gustó su predisposición pero la verdad su respuesta no me daba ninguna esperanza. Mi email no había sido ninguna novedad para ella y la respuesta no fue la esperada. Entre una sonrisa me imaginaba que ella me contestaría: "Buena idea Carmen, no me lo había ni planteado, seguro que así lo conseguimos". Cuanta ingenuidad la mía. Recién llegada a este planeta de la infertilidad y creyendo saber más que una persona que lleva años dedicándose a esto.

Para mí tener información era muy importante porque por lo menos eso me permitía tener dudas y realizar preguntas. Y al hacer preguntas, tendríamos respuestas.

Siempre hemos sido muy testarudos y más cuando alguién nos daba un "no" por respuesta. Así que seguimos buscando sin darnos por vencidos.

De repente, encontramos unos artículos referentes a una técnica que nos pareció novedosa, ya que no habíamos encontrado nada igual hasta ese momento. Empezamos a tirar del hilo y cada vez teníamos más información y sentimos que eso era lo que teníamos *que hacer.*

Me sentía identificada y regresó a mi la esperanza. Si otras mujeres lo habían conseguido así con mis mismas condiciones o parecidas, nosotros también lo podríamos lograr.

Así que no me lo pensé y le mandé otro email a la Dra. González con la información que había encontrado.

Hola Doctora,

Disculpa, justo cuando me llamaste estaba con el tlf ocupado, si me quieres llamar hoy estoy disponible.

La verdad que me han surgido algunas dudas y antes de empezar el tratamiento me gustaría resolverlas para hacerlo con convencimiento. Este fin de semana he visto que aún hay una muy buena opción para las mujeres con baja reserva que es hacer una FIV con ciclo natural. Sin medicación y sin necesidad de anestesia. Nos ha encantado esta opción por varios motivos:

- Si tengo pocos óvulos, por más estimulación que me haga, el número de óvulos seguirá siendo muy bajo o nulo (al igual que si hacemos un ciclo natural), así que el riesgo es el mismo.
- Más económico por el ahorro en medicación, lo que nos permitiría probar varios ciclos ya que a nivel económico una FIV normal nos supone mucho sacrificio y probablemente solo podríamos soportar una.
- La ovodonación la descartamos por completo así que quiero

agotar todos los cartuchos posibles pero con conocimiento.

Muchas gracias por resolver mis dudas.

Un saludo!

∼

Cuando llevas años con una idea en la cabeza y de repente te la desmontan en un momento dándote un golpetazo de realidad, el mundo se te viene abajo. Vivir en la incertidumbre nos genera una sensación de confianza, de esperanza y de ilusión. Afrontar la realidad puede ser un proceso duro y se vive igual que un duelo si las noticias no son las esperadas. Un duelo por el que hay que pasar.

Hay mucha gente que no quiere ir al médico cuando tiene algún tipo de dolencia por el miedo a que le digan que tiene algo malo. Seguro que te suena esta actitud y que conoces a alguien a quién le pasa esto. Lo cierto es que es un comportamiento muy común.

Pero, desde mi punto de vista, saber qué pasa nos permite poner solución o afrontar lo que nos ocurre. La incertidumbre nos genera esperanzas y a veces falsas expectativas y, hablando en plata, vamos dando palos de ciego. A veces, suena la flauta y nos va bien, pero otras veces no.

Es importante saber qué ocurre cuanto antes. En este mundo tan desconocido de la infertilidad, el tiempo es crucial.

Así que, puede que tengas miedo pero si aún no sabes el motivo, lucha hasta llegar a él.

Puesto que no podemos evitar que determinados sucesos tengan lugar, debemos aprender a enfrentar una mala noticia de la mejor forma para que no interfiera con nuestra vida y no afecte a nuestro bienestar general en exceso. En general, no tenemos herramientas, y es normal que nos sintamos desorientados y perdidos. No entendemos qué pasa, es como una pesadilla, te sientes fuera de ese sitio donde te están diciendo eso, que supuestamente va dirigido a ti, te resulta imposible procesar la información...

Por ello, quiero darte alguna herramienta para que, si tienes que pasar por ello o estás pasando por la asimilación de una mala noticia, puedas afrontarla de la mejor manera posible.

Cómo afrontar una mala noticia.

1. **Toma conciencia de ella**. Lo primero que nos ocurre al recibir una noticia de "puede que nunca seas mamá" es un sentimiento de negación. Muchas veces, al recibir una mala noticia nos quedamos en shock y nos decimos cosas como 'esto no me está pasando a mí'.
Para enfrentar una mala noticia, lo primero, es ser consciente de lo que ha sucedido. Cuando nos la dan, tendemos a dejarnos llevar por el estrés y la ansiedad que sentimos en ese momento. Esto nos nubla y nos impide ver lo que ha ocurrido con claridad.
Lo que tenemos que hacer ante una mala noticia es formularnos 3 preguntas esenciales:

1. ¿Qué puedo hacer yo, ahora mismo, para resolver esto? A veces, no se puede hacer nada, por lo que debemos practicar la aceptación.

2. ¿Cuál es la magnitud de esa mala noticia? Hay noticias que puede que magnifiquemos cuando, en realidad, si las vemos con perspectiva no son tan graves. Generalmente esto viene ocasionado por la falta de información inicial o el desconocimiento.

3. ¿Afecta a alguien más que a mí esta noticia?

2. **Comparte la mala noticia.** Lo peor que podemos hacer cuando recibimos una mala noticia es no contarla. Muchas veces nos autoengañamos diciéndonos "es que no quiero preocupar a nadie". Sin embargo, necesitamos expulsar lo que nos ha pasado de alguna u otra manera.
Compartir una mala noticia nos va a ayudar a desahogarnos. Esto es esencial, ya que cualquier noticia negativa va a tener un impacto emocional en nosotros. Las emociones, si las reprimimos, terminan saliendo y no de la manera más adecuada o agradable.
Dicen que "pena compartida es media pena". Además, no siempre es necesario compartir lo que te ocurre con los más allegados si eso no te produce bienestar, puedes buscar a personas que están pasando lo mismo que tú para recibir apoyo y empatía. El amor sana.

3. **Permítete unos días para ti.** Otro de los consejos para enfrentar una mala noticia es que nos tomemos unos

días para estar con nosotros mismos y con nuestro dolor.

El hecho de intentar no pensar en lo ocurrido y distraernos sólo hará que, cuando estemos solos, todas las emociones se desborden y nos sintamos hundidas.

No hay que escapar del dolor ni de las emociones negativas. Hay que sentir todo esto para aceptarlo y permitir que la rabia, el dolor o la frustración fluyan. Así pues, permítete unos días para ti, para después volver a continuar con tu vida.

4. **No dejes de hacer tu vida.** Suena duro, pero en ocasiones dejamos de hacer nuestra vida al no permitirnos unos días para mirar hacia ese dolor que tiene que expresarse y salir. Esto puede provocar que estemos una larga temporada viviendo como si estuviéramos en piloto automático. Es importante recordar que antes de buscar bebé teníamos una vida y no hay que olvidarla. El deseo de ser madre es inmenso y hay que luchar por conseguir ese sueño, pero nunca olvidarnos de nosotras y de vivir.

5. **Pide ayuda si es necesario.** Si somos incapaces de lidiar con las emociones y no logramos continuar con nuestra vida después de ello, debemos pedir ayuda.

Los psicólogos son un gran apoyo en los momentos en los que no conseguimos ver una salida, porque realmente la hay. Los sentimientos de desesperanza y de estancamiento desparecerán una vez seamos capaces de gestionar las emociones.

Comunidades como "Creando una Vida" donde poder compartir con otras personas que están en tu misma situación, te va a servir para darte cuenta de que no estás sola. Conocer otros casos similares al tuyo te facilitarán información y recibirás cariño y empatía lo que te ayudará a que sanes las heridas y te dará fuerzas para afrontar lo que tenga que venir.

Enfrentar una mala noticia siempre es complicado. Aunque sabemos que siempre sucederán cosas inesperadas, en realidad, nunca estamos preparados. Las expectativas de que nuestra vida seguirá tan bien como hasta el momento hacen que, cuando aparece una mala noticia, no seamos capaces de lidiar con ella de manera eficaz. Así que, si eso ocurre, hay que buscar ayuda.

Llegará un momento en el que, de un modo u otro, asimilarás la noticia. Y de pronto, no se sabe muy bien de dónde, surgen fuerzas de las entrañas que nos ayudan a seguir adelante. Es difícil abandonar el sueño de ser madre por muy negativo que sea el diagnóstico.

Una vez has superado esta fase, la fase de duelo, la fase de aceptación, tienes que ponerte manos a la obra.

Desde mi punto de vista, no vale con aceptar la solución que te proponen a la primera, sino que ahí, es cuando entras en juego tú y tu pareja si la tienes. Hay que buscar información y quizás una segunda opinión.

La información que encuentres hay que contrastarla, para que sea veraz y no te líe más de lo que estás. Averigua bien qué es lo que tienes. Normalmente, en la visita en la que te dan el diagnóstico y te proponen un camino a seguir, estás tan bloqueada, que la mitad de cosas ni las has entendido o escuchado. Te vas de allí y, cuando empiezas a ver las cosas con más claridad, te das cuenta de que tienes millones de dudas que necesitas resolver antes de tomar una decisión tan importante.

Saber con exactitud lo que tienes y lo que supone te ayudará a entender bien los procedimientos que se pueden llevar a cabo. Compartir con otras mujeres que estén viviendo un proceso de infertilidad también es muy sanador porque seguramente te acabarás topando con algún caso que, a pesar de tener lo mismo que tú, lo ha conseguido y eso te va a dar esperanzas y un punto de optimismo y positivismo.

Hay que ser realistas, eso sí, pero con ilusión y esperanza. Porque si no se tiene ilusión y esperanza de poder lograrlo, es mejor no emprender este camino… aún.

Por otro lado, aunque te digan que hay que darse prisa porque tu reloj biológico está apurando el tiempo que nos queda de fertilidad, creo que hay que parar un momento para respirar y hacer las cosas bien (no como yo las hice).

Con los años he aprendido que, someterte a un tratamiento de fertilidad es como presentarte al examen final. Ir al examen final sin prepárate previamente es muy arriesgado. Puede que tengas suerte y apruebes pero las posibilidades son inferiores a si estudias ¿verdad? Pues, es por ello, que tenemos que estudiar y mucho.

Nuestro cuerpo va a verse sometido a un tratamiento hormonal que va a poner a trabajar a tope nuestros ovarios y con ellos a nuestras hormonas. Además, nuestro útero, tiene que estar en perfecto estado para recibir al embrión y que éste se implante. Luego, nos veremos sometidas a 15 días de estrés en la beta espera, que pone a prueba la estabilidad emocional del más fuerte.

Así que, si eres consciente de esto, es importante que os déis un tiempo, a ser posible tres meses para prepararos física y emocionalmente.

¿Por qué tres meses?

Pues porque los espermatozoides tardan 3 meses en madurar. Es decir, desde que empieza su crecimiento hasta que son eyaculados, pasan 3 meses. Eso significa que si a él le dan complementos vitamínicos o le dan tips para hacer cambios en el estilo de vida o la alimentación, necesita al menos 3 meses para que se noten los efectos.

En el caso de la mujer lo mismo. Necesitas al menos 3 meses para que los cambios que estés implementando (alimentación, pérdida o ganancia de peso, ejercicio físico, suplementos vitamínicos, etc) empiecen a notarse en nuestro organismo.

Así que para, asimila, informate, toma una decisión y date tiempo para prepararte.

NO OLVIDES QUE...

- Hay que buscar herramientas para afrontar nuestro diagnóstico.

- Tener información contrastada nos va a empoderar y nos permitirá tomar decisiones con seguridad.

- Un tratamiento de fertilidad es como el examen final. Debes ir bien preparada. Eso aumentará las posibilidades de éxito.

- No corras. Las cosas de palacio van despacio.

∼

De verdad que sentía que estábamos en el camino correcto y me empecé a hacer fuerte ante esa idea. Buscaba y rebuscaba información acerca de los tratamientos con ciclo natural y si lo intentábamos, a no ser que la doctora nos convenciera de lo contrario, ese sería el tratamiento que queríamos llevar a cabo.

"No dejes que el miedo de perder
sea mayor que la emoción de ganar"

CAPÍTULO 13

¿FIV con mis óvulos u ovodonación?

La siguiente visita estaba prevista para enero. Teníamos que llevar los resultados del X-Frágil y los cariotipos. En función de los resultados estableceríamos el plan a seguir.

Tenía unas semanas por delante así que quería hacer todo lo que estuviera en mis manos para colaborar a que el plan saliera bien. Incorporé los antioxidantes a mi dieta. Empecé a comer más alimentos de color verde, tomaba té, bebía mucha agua y salía a caminar todos los días. Necesitaba hacer cosas que aportaran algo a todo ese proceso en el que estaba metida. Lo de no poder hacer nada o casi nada me ponía nerviosa.

La doctora me dijo que la cantidad de óvulos no se podía mejorar pero la calidad quizás sí. No estaba científicamente probado, pero tampoco teníamos nada que perder. Ella ya se adelantó a recetarnos los complementos vitamínicos porque imagino que, por su experiencia, nadie o casi nadie optaba a la ovodonación en el primer tratamiento. Primero intentarlo con los propios óvulos.

Estaba deseando que fuera enero para ir a la visita y con un poco de suerte empezar ya. Me sentía realmente entusiasmada y esperanzada.

Recibimos los resultados de los cariotipos tanto de Iskiam como los míos. Y decían los siguiente:

CARIOTIPO SANGRE PERIFÉRICA

Se han analizado 15 metafases. Todas han mostrado una dotación cromosómica de 46, XY

No se observan anomalías cromosómicas.

En el mío ponía exactamente lo mismo, solo cambiaba que en lugar de poner 46, XY ponía 46, XX

Aparentemente estaban los dos bien aunque hasta que no nos lo confirmaran con palabras no acababa de quedarme tranquila.

El X-frágil también había salido normal. Así que, ante estos resultados creí oportuno no buscar información sobre estas dos pruebas. Si estaban bien, una cosa menos. Ya tenía bastante con informarme acerca de la baja reserva.

Y llegó el día. Cada día que pasaba estábamos más cerca de cumplir nuestro sueño. Yo lo veía así. No quería pensar que algo podría salir mal.

Aunque he de confesar que una parte de mí, soñaba que el embarazo espontáneo llegara justo antes de empezar la FIV, como había visto que le pasaba a otras chicas. Ojalá yo tuviera esa suerte.

El presupuesto era elevado para nuestros bolsillos y mi cabeza me decía que si no funcionaba, no podríamos permitirnos un nuevo intento. Ni siquiera más adelante, porque claro, nos habían dicho que el tiempo jugaba en nuestra contra. Si ahora era prácticamente imposible, ¿cómo sería dentro de un tiempo?

Sentía que solo teníamos una oportunidad para ser padres, no podíamos desperdiciarla. Aunque poca cosa estaba en nuestras manos.

Fuimos a la clínica. Era por la tarde y estaba nublado. Nos costó aparcar. Alrededor del edificio solo había zona azul y en Barcelona no era muy barata que digamos. Siempre que íbamos, teníamos que pagar el peaje del aparcamiento. El símbolo del dolar aparecía en mi cerebro sin parar como giran las figuras en una máquina tragaperras.

El dinero, el tiempo y la felicidad se entrelazaban entre sí haciéndose un lío infinito.

Entramos en la clínica. Primero había que pasar por recepción, después por una sala de espera y después otra sala de espera hasta llegar al despacho donde estaba nuestro destino.

Al otro lado del mostrador se encontraban tres recepcionistas. Una hablaba idiomas y atendía llamadas telefónicas y a, lo que ellos llaman, pacientes internacionales. Las otras dos hablaban español. Nos recibían a tres personas al mismo tiempo. Tenía la sensación de que todos hablábamos muy bajito. Nadie queríamos que el de al lado supiera qué estábamos haciendo allí. Vergüenza, miedo, tabú, incertidumbre, dolor...

Observaba cómo bajaban por las escaleras otras chicas y me preguntaba si ya estarían embarazadas o si por el contrario, se iban con una mala noticia a casa.

Me sentía extraña allí. Empecé a mirar a mi alrededor. Delante de mí había una pareja que tendrían alrededor de 45 años. –Quizás ya estaba embarazada, pensé. Un poco más a la izquierda había una chica de unos veintitantos que iba acompañada de la que debía ser su madre. También había una que iba sola y no levantaba la cabeza del móvil. Nadie hablaba, parecía un tanatorio, aunque no recuerdo un tanatorio tan silencioso como aquel. De repente, por el pasillo de al lado, aparecía otra chica sujetándose con la mano izquierda un algodón en el antebrazo. No pude remediar pensar dónde serían esas salas que sacan en las películas para extraer la muestra de semen.

—¿Carmen? —dijo una enfermera.
—Sí, ¡soy yo! —contesté.
—Acompáñame por favor. Es en el piso de arriba.

Ya sabíamos el camino.

Allí había otro mostrador. Nos preguntaron si habíamos traído los resultados de las pruebas que nos había pedido la doctora unas semanas antes. Lo entregamos y nos sentamos en otra sala de espera. El mismo ambiente se repetía aquí.

Yo estaba feliz, con nervios, ganas de empezar, optimista. Pero es cierto que no tenía ni idea de todo lo que las personas allí presentes llevaban vivido. Nunca se puede juzgar a nadie porque cada uno carga su propia mochila. Yo estaba en la línea de salida esperando el disparo, pero no sabía cuándo llegaría a la meta. Como siempre, prefería centrarme en el disparo y en empezar la carrera con buen pie.

Salió la doctora y nos hizo pasar. Era bastante seria pero a su vez, representaba un rol muy profesional o eso era lo que nos transmitía a nosotros. Fuera como fuere estábamos en sus manos y confiábamos en su criterio.

Bueno —empezó diciendo. Las cosas no han cambiado respecto a la última vez que nos vimos. Todas las pruebas adicionales que os he solicitado, han salido bien, así que no tenemos que preocuparnos por eso. El diagnóstico está claro para mí, es una menopausia precoz —confirmó la doctora.

Tenemos dos caminos posibles:

1. *Ovodonación. Tal como están las cosas, mi obligación como profesional es recomendaros esta opción porque aumentamos exponencialmente las posibilidades de lograr un embarazo.*
2. *Hacer un tratamiento FIV. Entiendo que queréis probar primero con tus óvulos, así que, tal como me dijiste en tu email, veo óptimo optar a realizarte una MiniFIV. Estamos completamente alineados.*

La minifiv también se llama "New Hope", en español "nueva esperanza" y es un tratamiento indicado a casos como el vuestro. Os tengo que decir que es bastante arriesgado porque lo que se pretende con este tratamiento es estimular a la paciente con muy poca medicación, de manera tal que, conservamos la calidad del óvulo. En este caso, no se trata de ir a un tratamiento de estimulación que consigamos grandes cantidades de folículos, sino que vamos a ir a por lo que genere tu cuerpo de manera natural y respetaremos su evolución.

Iremos estimulando muy suavemente tus ovarios, te haré muchos controles para evitar que haya una ovulación espontánea y así tenerlo todo bajo control –nos explicó la doctora González.

Miré a Iskiam y creo que le leí la mente. La doctora estaba de acuerdo con lo que nosotros habíamos investigado. Sentir su apoyo y su aceptación para realizar este tratamiento nos reafirmó que estábamos en el buen camino.

Como lo teníamos claro, no tuvimos que pensar más. Tirábamos adelante. Queríamos empezar cuanto antes.

Nos pidió unas analíticas serológicas (análisis de hepatitis B, hepatitis C, VIH, rubeola…). Y a mí, una analítica general para un estudio preanestésico. Algunas analíticas me las realizaron allí en el mismo centro antes de irnos.

También teníamos que llevar los consentimientos firmados. Todo tenía que estar listo antes de comenzar.

Antes de irnos me pautó la píldora anticonceptiva. Eso me sorprendió. No entendía muy bien para qué tenía que tomar la píldora. Era contrario a lo que queríamos hacer.

No me fui con la duda y le pregunté antes de salir.

La píldora sirve para dos cosas —me dijo. Para poner los dos ovarios a cero de modo que cuando la dejes, empezarán a trabajar los dos a la vez, y también porque así tendremos más control del inicio del tratamiento —nos explicó la Doctora González.

El día 16 de enero teníamos que volver para empezar el tratamiento. Ese día me vendría la regla.

~

No me voy a cansar de repetir que la falta de información y el arraigamiento de creencias populares nos hace mucho daño a las parejas o personas que buscamos tener un hijo. Si eres de las afortunadas que decide quedar embarazada y casi sin darte cuenta estás con el positivo en la mano, estupendo. No tienes de qué preocuparte. Ni siquiera te vas a dar cuenta de la de bulos que giran en torno a la búsqueda de bebé.

Pero, si eres del grupo de la mayoría en el que, te cuesta una cantidad de meses insufribles ver finalmente el positivo, bienvenida, estás en el sitio correcto.

No es un camino de rosas. Un negativo, otro negativo, otro negativo… Tu casa parece una fábrica de producción de orina para pasar test de ovulación y embarazo. Es una pesadilla y mentalmente agotador.

Si además, tienes más de 35 años, la presión social e incluso propia, la culpailidad de haber retrasado la maternidad y un largo etcetera se suman a esta angustia de pensar, que no era tan fácil como creías.

Y de repente, después de mucho pensar, después de pruebas médicas, y decenas de meses de espera, decides, junto con tu pareja o incluso sola, dar el paso de someterte a un tratamiento de fertilidad. Y de pronto conoces otro mundo inmenso que da mucho vértigo.

La pregunta de ¿y si me quedo este mes? no deja de rondarte por la cabeza. Pero hay que poner un plazo. No puedes estar mes tras mes, año tras año esperando un momento que no llega. Hay que buscar ayuda.

Y más sabiendo, que después del primer año de búsqueda, la posibilidad que te quedes en el siguiente año o el siguiente, va disminuyendo.

Ya está, ya has tomado la decisión y estás a las puertas de hacerte un tratamiento de reproducción asistida. Y entonces llegan otros miedos. Miedo al tratamiento, a cómo te sentará físicamente la medicación (dicen que las hormonas te cambian el humor, te hacen engordar por la retención de líquidos, te da por llorar…), y también miedo a saber si vas a tener la suficiente fortaleza para soportarlo.

Son normales los miedos y son normales los cambios emocionales. No solo por la medicación, sino porque un tratamiento de reproducción asistida es un acontecimiento que te va a marcar de por vida. Y eso aporta una importante carga de estrés, incertidumbre, miedos, etc etc etc.

No estás sola y es un sentimiento común. Las emociones son las que son, y todas son válidas. Permítete expresar, no las ocultes.

Si no quieres expresar tus emociones en público, puedes esperar a llegar a casa para gritar, llorar o hacer cualquier cosa que te ayude a liberar tensiones.

En más de una ocasión reprimir las emociones se convierte no solo en una práctica recurrente, sino también en todo un calvario. Y es que las emociones están para ser expresadas, para salir a la luz. No para ser un cofre en las profundidades de nuestro universo psíquico.

Los problemas de ansiedad, a veces, son el claro resultado de un conflicto emocional, de problemas no afrontados, realidades no asumidas.

Las personas solemos tener esa costumbre: la de esconder emociones, tragar frustraciones, callar enfados, silenciar malestares...

Todos estos procesos que no encaramos pueden terminar somatizando e intensificando los procesos de ansiedad. Así que exprésate.

En la fase en la que te encuentras es probable que te pidan pruebas adicionales, algunas serán repetidas y otras serán nuevas. Esta fase puede resultar agobiante porque tienes que enfrentarte a nuevos resultados. Resultados que condicionarán el camino a tomar y el tratamiento más adecuado.

También me gustaría añadir que, después de varios años escuchando y acompañando cientos de historias de infertilidad diferentes, puedo afirmar que nadie puede hablar de manera rotunda sobre algo. Si te encuentras con médicos que te dicen: lo siento, pero no tienes posibilidades, o tranquila, no va a haber ningún problema... ¡Huye!

La reproducción asistida no es una ciencia exacta y hay

un factor "naturaleza humana" con el que se cuenta poco y que nos puede sorprender.

Quiero compartir una historia real contigo, tal cuál llegó a mi buzón de entrada:

Carmen te escribo para contarte lo que me ha pasado y dar mucho ánimo a otras mujeres para que vean que todo es posible, aunque te digan que no. Partía de una antimuleriana de 0,5 y en el mes de enero fuimos a hacernos una FIV. El médico nos dijo que no era buen mes puesto que solo había 4 folículos en un ovario, en el otro ovario 0. Y de los 4 un folículo estaba ya muy avanzado en el tercer día de regla. Así que la FIV ese mes no tenía mucho sentido. Pues nos fuimos a casa a esperar al mes de febrero. En enero mantuvimos relaciones solo 2 días, de los cuales no estaba en fase de ovulación, y no mantuvimos más porque mi marido dio positivo en covid. Cuando salió del aislamiento y fue negativo, me tocaba la regla y me hice un test. Y la sorpresa fue que era POSITIVO. ¡Y aquí no acaba la historia! Hoy con solo 6 semanas de embarazo hemos ido a hacernos una eco y sorpresa...vienen 2!!!! Estamos ahora que no nos lo creemos. Que ha pasadooooo Carmen??

Un milagro, una bendición...no sabemos. Lo que sí sabemos es que todo es posible.

Y éste es solo un ejemplo de los cientos que estoy acostumbrada a leer. Todo es posible.

Así que mi recomendación es que lo intentes, que no te quede esa espinita de no haberlo intentado al menos una vez. Y también que vayas con un pensamiento positivo, porque la probabilidad de lograrlo está ahí.

Dicho esto y a modo más práctico, quiero hacerte un resumen de las **pruebas que habitualmente piden en esta etapa**, y que sepas qué miden y para qué sirven.

1. **Cariotipos**: es una prueba que sirve para detectar alteraciones cromosómicas. Estas alteraciones pueden generar problemas de salud o de fertilidad. Dependiendo de en qué cromosoma se produzca la alteración (si es que la hay), falta o duplicación, las consecuencias pueden ser más leves, de forma que hay personas que tienen alteraciones en sus cromosomas y nunca lo sabrán si no se realizan un estudio de los mismos, o pueden ser más graves como es el caso de algunos síndromes.

    Las aneuploidías más comunes son el síndrome de Down, que es una trisomía del cromosoma 21, Síndrome de Edwards que es una trisomía del cromosoma 18 y el Síndrome de Patau que es una trisomía del cromosoma 13. Por eso, en el estudio diagnóstico en infertilidad, el cariotipo es una prueba de rutina que se pide.

    Estas alteraciones estructurales cromosómicas pueden inducir, en el caso de las mujeres, a abortos de repetición, fallos ováricos o fallos de implantación, y en el caso de los hombres, a alteraciones graves de la calidad seminal o esterilidad por azoospermia.

    Determinar y analizar el cariotipo de la pareja antes de un tratamiento de reproducción asistida es un procedimiento muy sencillo, que se realiza en sangre, y es fundamental para detectar posibles malformaciones congénitas o enfermedades hereditarias en el futuro hijo y orientar mejor sobre el tratamiento de reproducción asistida adecuado.

En el caso de que el cariotipo salga alterado, se puede recurrir a la selección de embriones sanos con el diagnóstico genético preimplantacional (DGP).

2. **X-frágil**: Este estudio está indicado en pacientes con baja reserva ovárica o menopausia precoz. El síndrome del Cromosoma X-frágil es una de las causas de retraso mental hereditario más frecuente en la población.

El gen responsable de la enfermedad se denomina FMR1 y está localizado en el cromosoma sexual "X" (enfermedad ligada al sexo). Como regla general se dice que la padecen los hombres pero la transmiten las mujeres.

En el caso de que este estudio salga alterado, se recomendará las posibles soluciones para evitar que el bebé sea portador del gen. Se trata de realizar un diagnóstico prenatal, DGP o acudir a la donación de ovocitos.

3. **Serologías**: Es un requisito legal para poder realizar el tratamiento y se le realizarán tanto al hombre como a la mujer.

Tengo que recalcar que no hay dos personas iguales y tampoco hay dos parejas iguales por lo que, será el facultativo el que determinará, según las circunstancias, qué pruebas son las más convenientes realizar y en función de los resultados de las mismas, se tomarán decisiones concretas y ampliarán el estudio con más pruebas o exploraciones complementarias si fueran necesarias.

NO OLVIDES QUE...

- Si llevas más de un año de búsqueda, hay que buscar respuestas.

- La infertilidad es de por sí muy estresante. Es normal que sufras cambios emocionales. No reprimas tus emociones porque esa represión alimenta la ansiedad.

- La reproducción asistida no es una ciencia exacta. Todo es posible.

~

Salí por la puerta con la cabeza alta. Me sentí fuerte, empoderada, luchadora, había llegado hasta allí con mucha paciencia, sufrimiento y valentía y estaba dispuesta a jugar mis cartas de la mejor forma posible.

"Pregúntate si lo que estás haciendo hoy
te acerca al lugar en el que quieres estar mañana"

CAPÍTULO 14

La FIV. Nunca creí que fuera a pasar por esto

Por fin llegó el día y efectivamente me bajó la regla. A la 13:30h teníamos cita en la clínica y empezaríamos el tratamiento. Estaba súper emocionada. Hacía años que no me ilusionaba con la llegada de la menstruación, fue una sensación extraña.

Mientras tanto, yo hacía mis cálculos mentales pensando que si todo iba bien, en pocas semanas estaría embarazada.

Volvimos a la clínica. Lo primero de todo era hacerme una ecografía para ver el estado del útero y de los ovarios y por supuesto un recuento de folículos. Siempre me había dado apuro ir al ginecólogo con la regla, me hacía sentir súper incómoda pero estaba tan ansiosa por conocer cuántos folículos habría que me daba igual todo.

Llegó el momento, respiré profundo y miré la pantalla.

—Bueno, a ver... no está mal —murmuró la doctora.

Yo no veía nada.

—Carmen, tienes seis folículos antrales —dijo.

Casi salto de la camilla de alegría. ¡No me lo podía creer! ¡6 oportunidades! Wow, estaba feliz. Iskiam me miró con ojos brillantes. Ni por asomo imaginábamos que íbamos a partir de un número, para nosotros, tan alto. Pensábamos que habría uno o dos, así que seis era más que un buen número. En mi cabeza sonaba una banda sonora de esas en la que te sientes triunfal. ¡Empezábamos muy bien! Lo que para unos es poco, para otros puede ser una fortuna.

La doctora era bastante seria pero la vi sonreír. Supongo que pensó que era un poco ingenua y que quizás no debería hacerme tantas ilusiones, pero la realidad es que cuando una no espera nada y le llega una noticia así, es como el notición del año.

Nos sentamos en su despacho y nos explicó en qué consistiría el tratamiento. Era algo novedoso y muy a medida así que tendría que ir varias veces en las siguientes dos semanas para hacer un seguimiento exhaustivo del crecimiento de los folículos.

Seguíamos con el plan adelante de poca medicación.

Nos fuimos a celebrarlo. Nos encantaba celebrar los pequeños logros y ese era uno de ellos. Así que merecíamos un pequeño homenaje. Hasta dentro de 3 días no tenía que empezar con los comprimidos.

Al siguiente lunes, seis días después, tuvimos de nuevo una visita de control. La evolución de mis "folis" estaba siendo buena, salvo uno, que parecía que lo íbamos a perder por el camino.

Pero bueno, quedaban cinco y más o menos iban creciendo al mismo ritmo.

Esa semana comenzó la avalancha de visitas:

Martes visita con anestesista.
Miércoles visita de control.
Viernes, de nuevo visita de control.

No sabía muy bien cómo era el seguimiento en una FIV normal pero tenía la sensación de que la doctora estaba muy implicada en nuestro tratamiento. Me sentía muy cómoda y segura en sus manos.

Nos pautó algo más de medicación. Por suerte, tuve que ponerme pocas inyecciones, más o menos una cada dos días pero en la segunda semana de tratamiento.

Siempre he tenido cierto respeto a las agujas. Hace unos años tuve la mala suerte de que una inyección de un antiinflamatorio me dejó una secuela irreversible al dañarme un nervio, así que lo de pincharme no era lo mío.

La primera inyección que me tuve que poner me dió hasta escalofríos. La pusimos encima de la mesa del comedor. La miré y le dije: —después del tiempo y el dolor que me ha supuesto llegar hasta aquí, tú no vas a ser quién me impida continuar.

Preparé la mezcla, pellizqué con determinación mi barriga y muy suavemente introduje la aguja en mi piel. Reconozco que era muy finita y era más la impresión que otra cosa. Iskiam miró hacia otro lado porque él también es muy aprensivo.

Otro reto más conseguido. ¡Podía con todo, era una campeona!

El viernes volvimos a tener control. Y las cosas ya no parecían ir tan bien. Muy probablemente alguno de mis campeones se apearía del camino. No iban a llegar a la meta.

De los cinco folículos, dos tenían una medida óptima. Los otros tres tenían muy pocas posibilidades porque eran bastante pequeños. Uno medía 8 mm, el otro 10 mm y el otro 11 mm. La posibilidad de que dentro de estos folículos hubiera un óvulo maduro era prácticamente imposible.

Se quedó pensativa y nos dijo que tendríamos que ir el domingo a revisar el crecimiento de nuevo. Llegados hasta aquí no se la podía jugar.

Cuando fuimos el domingo nos encontramos con una sorpresa. Mi doctora no estaba.

Claro, era lógico –pensé. Algún día de la semana tenía que descansar. Pero me puse un poco nerviosa. Estábamos al final del tratamiento, ella había estado muy pendiente y era un traje a medida. Tengo que confesar que se me quedó cara de pocker.

La nueva doctora era una mujer agradable. Nos preguntó cómo estábamos y se puso a mirar la pantalla. Imagino que miró las pautas y los siguientes pasos. Me hizo una ecografía y nos dijo que tenía que llamar a la Dra. González. Quería intentar localizarla. Exactamente nos dijo que el tratamiento había sido muy diferente a lo que estaba acostumbrada a realizar y ella no se atrevía a pautar nada sin su beneplácito, ya que eso podía suponer un desastre.

Cruzamos los dedos para que la localizara. Por suerte estaba disponible y pendiente de la llamada.

Cuando colgó el teléfono, me pautó para ese mismo día una inyección de Ovitrelle y otra de Decapeptyl. Me la tenía que poner por la noche. 36 horas después me harían la punción, es decir, el martes.

Los nervios iban en aumento. Habíamos empezado con seis, continuamos con cinco y en este punto no sabríamos si tan siquiera llegaría uno o dos. Pero ahora no era el momento de venirme abajo. Necesitaba confiar en que todo iría bien.

Por fin llegó el martes. Esa noche no pegué ojo. Cogimos el día libre, no queríamos salir de la punción y tener que ir a trabajar. Por si acaso, mejor estar tranquilos. Nunca había estado sedada así que eso me daba bastante respeto.

El domingo me habían dado una hoja con las instrucciones para la punción y la repasamos varias veces la noche anterior para que no se nos olvidará nada. Todo tenía que salir perfecto.

INSTRUCCIONES PREOPERATORIAS PARA LA PUNCIÓN:

- Ayunas (ni agua, ni caramelos, ni chicles...) desde las 24h de la noche anterior.
- Venir acompañada de la pareja o acompañante (máximo 1 persona).
- Para poder realizar el procedimiento sin interferir en el desarrollo de los embriones se prohíbe tanto a la paciente como a su acompañante utilizar productos perfumados.
- No tome alcohol ni fume al menos 24h antes de la intervención.
- Antes de entrar a quirófano, deberá retirarse: joyas, prótesis dentales, audífonos y lentillas.

INSTRUCCIONES PARA LA ENTREGA DE MUESTRA DE SEMEN

En el caso de usar semen fresco de la pareja:
- Guarde entre 2 y 5 días de abstinencia sexual.

- *El varón realizará la extracción del semen en la clínica.*
- *IMPORTANTE: será obligatorio presentar un documento identificativo en todos los tratamientos que requieran el uso de una muestra de semen de la pareja.*

Llegamos a la clínica y nos asignaron una habitación. Eran habitaciones pequeñitas pero bastante nuevas, tenía un aspecto como de hotel en miniatura. Había cuarto de baño en la habitación.

Me puse la bata verde y el gorro y me hicieron pasar a una sala que había antes del quirófano. Ahí me pidieron que me descalzara y que me pusiera unos patucos verdes.

Pasamos al quirófano. Era una sala parecida a la de un ginecólogo. Me subí a la camilla y puse las piernas en alto. La anestesista me dijo que le contara mis últimas vacaciones mientras me ponía una mascarilla para dormirme. Empecé a hablar y cuando desperté iba en la camilla de vuelta a la habitación. Notaba la boca seca.

Cuando llegué, casi sin poder abrir los ojos, recuerdo que Iskiam me dijo: —¿Ya?, ha sido súper rápido.

Me sentía relajada así que decidí cerrar los ojos y seguir durmiendo.

De pronto por la puerta apareció una chica que formaba parte del personal de allí y avisó a Iskiam que le tocaba a él. Tenía que sacar su muestra.

Le dijo que habían unas salas habilitadas para ello pero yo, como le conozco, con la voz entrecortada y medio dormida aún, le dije si podía extraer la muestra allí mismo, en el cuarto de baño de la habitación. Consideraba que estaría más tranquilo. A los dos les pareció bien.

—Iskiam —le dije. Tranquilo cariño que yo sigo durmiendo, no te preocupes.

Al rato, empecé a sentirme más despejada y me trajeron algo de desayuno. Era una magdalena de esas baratas que venden en paquetes de 20 unidades en el supermercado y un zumo de brick. Para la impresión que me habían dado las instalaciones, el trato y el precio... aquel desayuno me pareció una cutrada.

Y entonces, mi doctora, apareció por la puerta para informarnos de cómo había ido todo.

—Bueno chicos —dijo. Hemos sacado lo que había, ahora a ver qué pasa.
—¿Cuántos? —le preguntamos.
—Cinco, los cinco que tenías. Veremos a ver qué pasa. —comentó. Te llamarán de la clínica estos días antes de la transferencia para informarte de cómo van. Recuerda que será a día cinco, tal como quedamos.

Ya estaba todo. Todo lo que podíamos hacer ya estaba hecho, ahora solo podíamos confiar.

Empezaban unos días un tanto estresantes. Me conocía y sabía que no me iba a despegar del teléfono en todo el día esperando la llamada. Casi imposible estar distraída hasta saber qué había pasado con mis ovulitos.

Me sentía un poco dolorida así que decidí tirarme en el sofá, manta y peli. Iskiam se quedó a mi lado.

Las horas pasaban lentas pero al día siguiente la llamada llegó. Estaba en el comedor de casa. Fue una llamada breve y alguien al otro lado del teléfono dijo:

—Carmen, extraímos cinco folículos, los cinco folículos estaban llenos y los cinco óvulos han fecundado.

Me quedé literalmente en shock. ¡No entendía nada! ¿Eso significaba que los folículos pequeños también habían servido? No me lo esperaba para nada.

Se lo conté a Iskiam y alucinó. ¡Continuábamos con nuestros cinco campeones adelante! Ahora teníamos que confiar en la suerte y pensar que llegarían al domingo.

La embrióloga que me llamó me dijo que me volverían a llamar el viernes para decirnos cómo iban.

Pasito a pasito, la ilusión y la confianza seguían intactas.

Llegó el viernes y eso de no saber a qué hora nos iban a llamar nos ponía en demasiada tensión. Esa sensación de que ya nada está en tus manos pero que el futuro está en juego. Me sentía como en un precipicio, caminando sobre una cuerda sin red. No sabía si llegaría al otro lado de la montaña o me caería allí mismo, a un foso infinito.

Sonó el teléfono, la conversación fue muy breve, el corazón me latía a dos mil por hora. Era la llamada de mi futuro.

–Carmen, los cinco embriones siguen adelante. Tenemos que dejarles un poquito más de tiempo para que lleguen a día cinco. El domingo será la transferencia a las diez de la mañana. Por favor, recuerda revisar bien las instrucciones que os dimos —me dijo la persona que me llamó.

Las instrucciones para la transferencia eran las siguientes:

- *Desayune y coma con normalidad.*
- *Es recomendable que en el momento de la transferencia su vejiga esté llena.*
- *Para poder realizar el procedimiento sin interferir en el desarrollo de los embriones se prohíbe tanto a la paciente como a su acompañante utilizar productos perfumados.*

Llegó el domingo y nos fuimos a la clínica. Nada más llegar, en el mostrador, nos dijeron que teníamos que pagar unos mil euros adicionales para la vitrificación de los embriones. Nos pilló de sorpresa porque en ningún momento nos habíamos planteado la posibilidad de tener embriones para vitrificar y no sabíamos ni cuántos ni de qué calidad eran ni nada. Lo único que sabíamos era que estábamos allí y antes de subir a la habitación teníamos que pagar. De nuevo otro salto de fé.

Ese era el día que me iba a quedar embarazada –pensé. No quería que nada me nublara ese momento a pesar de que tuvimos que pagar los 1.000 euros con tarjetas distintas porque las teníamos limitadas a 600€. Fue una situación un poco incómoda.

Tenía mucho pis. Me había bebido dos vasos de agua de los grandes. Si la vejiga tenía que estar llena, pues llena. Estaba tan incómoda y dolorida que tuve que avisar a la enfermera para decirle que estaba a punto de explotar. Me dijo que si podía que hiciera pipí pero poco. No me quise arriesgar a que se saliera todo, así que no hice. Pero pasé un rato realmente malo. Treinta minutos después nos llamaron por fin.

Ese día Iskiam podía entrar conmigo al quirófano. Nos vestimos de pacientes, nos hicimos una foto y entramos de la mano. Ese podía ser el momento en el que me quedaría embarazada, era muy emocionante.

Apareció la embrióloga con un tubito. Delante de mí había una pantalla y en ella íbamos a ver cómo el embrión era depositado en mi útero.

Seguíamos sin información así que le preguntamos cómo eran nuestros embriones, qué había pasado finalmente.

—Todos los embriones son de altísima calidad, todos son calidad A. He seleccionado el número dos porque me ha parecido el más redondito, pero no sabía cuál elegir. Esto no suele pasar —dijo en medio de una sonrisa. Felicidades a los dos.

Recuerdo que allí mismo me cuestioné si tenía que ponerme uno o dos. Hacía tiempo que pensaba que esa pregunta me la harían en algún momento, pero nunca llegó. Así que lo pregunté.

La Dra González nos dijo: —Se trata de tener un embarazo sano y un bebé sano en casa. Las posibilidades de poner dos embriones de tipo A y que te quedes embarazada de los dos, es alta. Mi recomendación es poner solo uno.

Y sin pensarlo ni dudarlo, le dijimos que adelante.

Mi pequeño punto de luz fue depositado dentro de mí. Mi pequeño redondito ya estaba en su casa. Era la mujer más feliz del mundo.

Y entre lágrimas de felicidad iniciamos la terrible y a la vez emocionante beta espera.

~

Después de mucho tiempo de búsqueda de embarazo llega el momento en el que puede que te quedes embarazada por fin. Has tomado la difícil decisión de ir a una clínica de fertilidad para hacerte un tratamiento de reproducción asistida.

Esto no es con lo que habías soñado pero estás deseando que todo acabe para poder así dar comienzo a otra etapa. Necesitas avanzar porque ya ha pasado demasiado tiempo.

Si además de esto, vas a hacerte el tratamiento en una clínica privada la tensión aumenta porque nadie te garantiza que un tratamiento de fertilidad vaya a funcionar. Y es entonces cuando piensas que quizás te gastarás miles de euros y que aún así puede que no funcione y te quedes igual que estás hoy, pero sin tu dinero.

Sin duda es una situación difícil y muy estresante.

Con el paso de los días y el avance del tratamiento, vuelve la ilusión y la confianza de que probablemente a ti también te vaya a ir bien. Así que coges las riendas de la situación y te haces fuerte y es que esta fortaleza es necesaria para afrontar todo lo que viene. Y nuestro cuerpo y mente lo saben.

El estrés es un estado que no siempre podemos evitar, hay situaciones que hay que atravesar sí o sí y en esas situaciones hay que convivir con él e intentar paliar sus síntomas. Porque básicamente no tenemos más remedio.

Nuestra capacidad de adaptación como seres humanos es increíble, y con el tiempo las cosas se sienten de distinta manera. Así que todo es cuestión de tiempo.

Igualmente, los institutos nacionales de salud recomiendan las siguientes **medidas para manejar mejor el estrés** y quiero compartir estas medidas contigo:

1. **Establece prioridades**: Si estás viviendo una situación de estrés es importante priorizar e incluso aparcar o decir que no a nuevas tareas si no eres capaz de llevarlas adecuadamente a cabo. Por ello, es bueno que, en los días que va a durar el tratamiento, sean días que puedas dedicarte a ti misma (aunque vayas a trabajar) y te puedas ocupar de tu bienestar. No sumes estrés a tu situación. "Slow life".

2. **No estés sola**: Comparte o pide ayuda a otras personas. Habla del tema, expresa tus emociones. Recuerda que si no sacas fuera las emociones, estas saldrán igual y no de la mejor forma.

3. **Tómate tiempo para hacer actividades relajantes y que te gusten**: Pasar ratos distraída es muy bueno para desconectar. Lee, haz yoga, jardinería, pinta mandalas... lo que sea que te guste y te distraiga.

4. **Evita pensar negativamente en los problemas**: No estés todo el rato poniéndote en lo peor. Intenta educar a tu mente para que sea más positiva. Enfócate en todo lo que ya has superado, en tus logros, prémiate.

5. **Haz ejercicio con regularidad:** En esta etapa, hacer ejercicio moderado es muy beneficioso. Una caminata moderada de solo 30 minutos por día puede ayudar a levantarle el ánimo y reducir el estrés.

Intenta estar bien para que puedas disfrutar de esta fase y no solo sufrirla. Y cuando veas que te cuesta, recuerda porqué empezaste este camino, vuelve a los inicios y no dejes que ningún contratiempo te aleje de tu objetivo y mucho menos el miedo y el estrés.

Otro punto que me gustaría tocar es el tema de **la medicación**. A muchas personas les genera mucho miedo la medicación que se suministra en los tratamientos de fertilidad. Se tiene miedo o respeto a las inyecciones, a los efectos secundarios, a saber si seremos capaces de hacerlo bien y mayormente a lo desconocido. Y me encantaría que, si este es tu caso, lo gestiones muy bien y no suponga para ti un trauma.

1. El tratamiento puede ser diferente de una paciente a otra y puede tratarse de inyecciones, parches, comprimidos u óvulos vaginales.

2. En el caso de las inyecciones, a priori, el hecho de tener que pincharse en el abdomen da mucha grima si no lo has hecho nunca, pero poco a poco irás ganando destreza y confianza y al final te darás cuenta de que era más fácil de lo que parecía.

3. Lo ideal es que busques un momento tranquilo en tu rutina diaria, en el que ya estés en casa, para suministrar la medicación. En internet hay un montón de vídeos explicativos para que sepas cómo pincharte, si es el caso, pero recuerda que sea cuál sea la clínica dónde te estés haciendo el tratamiento, las enfermeras te pueden explicar cómo debes ponerte el inyectable. Y ahora tranquila, siéntate, ponte música agradable y si lo necesitas, pide ayuda a alguien que te acompañe en este

proceso. Tú puedes hacerlo y lo vas a hacer genial.

4. Los efectos secundarios más comunes son el aumento del flujo, algo de manchado, sensibilidad mamaria y ovarios inflamados. Todos estos efectos son temporales y desaparecerán en el momento en el que dejes de administrarlos. Pero, ante cualquier duda o inquietud, llama a tu clínica para que te ayuden. Que ningún síntoma o contratiempo te altere ya que estamos en una fase en la que necesitas estar lo más tranquila posible.

Y no nos olvidemos de la **parte masculina**. Ellos también sufren nervios y estrés y mucha presión. Ponte en su situación: un momento de máxima presión, en el que su pareja está anestesiada, el personal sanitario espera su muestra para proceder... y él tiene que sacarse una muestra de semen tranquilamente. No es fácil.

Muchos hombres tienen en ese momento problemas de erección o incluso ha habido casos en los que el tratamiento ha tenido que suspenderse porque la muestra ha sido insuficiente.

Aquí te dejo algunos consejos para que todo vaya sobre ruedas:

1. Si crees que el día más importante puede haber problemas a la hora de sacar la muestra, lo mejor es comentarlo con anterioridad al médico. De este modo **existe la posibilidad de sacar la muestra antes del tratamiento y congelarla**. Así evitamos la presión de ese día y garantizamos el éxito del tratamiento.

2. **Es bueno practicar antes.** Los botes estériles donde hay que depositar la muestra no son "ergonómicos" por lo que pueden dar problemas. Si practica antes podemos evitar posibles contratiempos.

3. **Llevar algo de música a la clínica.** Ponerse unos auriculares y escuchar algo que te motive puede ayudarte a evadirte un poco de dónde estás y de la presión que hay en ese momento.

4. Nunca hay que olvidar que lo que se está haciendo es un **acto de amor** y el amor mueve montañas. ¡Podéis con esto y mucho más!

Recuerda que la recompensa merece todo el esfuerzo que estás haciendo y cada vez estás un pasito más cerca de lograrlo.

Y te digo una cosa más: celebra cada éxito conseguido, cada pasito superado. Esto no es fácil y mereces tu recompensa. Esos pequeños homenajes harán que te sientas mejor y más fuerte.

> **NO OLVIDES QUE...**
>
> - A una FIV o tratamiento de repro tienes que ir preparada como si fueras a un examen final.
>
> - Ante cualquier duda en cualquiera de las fases del proceso, llama a tu clínica, ellos te ayudarán.
>
> - El estrés es nuestro compañero de viaje. Probablemente no podemos evitarlo pero sí lidiar con él. Recuerda celebrar cada triunfo, por pequeño que sea.

~

No sé, tenía la sensación de que estaba embarazada y en el fondo sabía que eso podría no ser así. Pero me gustaba más la sensación de comportarme como si ya lo estuviera.

"Lo que parece imposible,
a veces solo tarda un poco más"

Capítulo 15

La betaespera

¡Madre mía! Tenía 15 largos días por delante para saber si todo lo que habíamos hecho había funcionado. Hasta ahora la espera había sido larga y pesada pero estos días iban a ser mucho peor, lo tenía claro.

Mi bebé estaba dentro de mí y cada minuto que pasaba ponía todos mis sentidos en ver si notaba algo. Pero nada. Aunque claro, qué iba a sentir si solo había pasado un día desde la transferencia. Buf, como no me mantuviera distraída, los días se me iban a pasar eternos, así que pensé en el modo de mantenerme ocupada las horas en las que no estaba trabajando.

—Quizá escribir un diario podría ser terapéutico y a la vez, se lo podría regalar a mi hijo una vez fuera mayor —pensé.

Dicho y hecho. Me compré un diario de Mr Wonderfull súper chulo. Me apetecía que tuviera un acabado que me diera buenas vibras, con pegatinas alegres y motivadoras. Además, confiaba en *que todo fuera bien, así que me comprometí a escribir, además, toda la experiencia con mi embarazo.*

El plan era el siguiente. Iría a trabajar, me habían dicho que no era bueno hacer reposo ni a nivel físico ni a nivel psicológico, así que prefería ir a las oficinas de la tienda y estar allí distraída. Al volver a casa por la tarde, iríamos a caminar. Caminar nos inspiraba y me ayudaba a seguir soñando. Después, me pondría a escribir un rato las emociones que había sentido durante el día, con el corazón abierto, así quedaría plasmado para siempre. Y por último, tenía claro que me iba a permitir más de un capricho, cualquier cosa que me hiciera sentir bien.

Como tratamiento médico para casa solo tenía que ponerme un óvulo de progesterona por la vagina. Había leído que tenía menos efectos secundarios que si me lo tomaba, así que bien.

Me puse el primer óvulo, y al cabo del rato, empezó a salirse todo. Una guarrada vamos. Pero la duda era de si se habría quedado dentro lo suficiente.

No llamé a la clínica pero me puse a buscar por internet y efectivamente, era normal que se saliera para afuera. Creo que debía comprarme más salvaslip porque los iba a necesitar.

Al día siguiente, fui a la farmacia. Quería tener un test de embarazo preparado, a parte del de los palitos, para hacérmelo en casa antes de la beta. La idea de darle la sorpresa a Iskiam seguía en mi cabeza. Sé que no era lo mismo porque era una sorpresa relativa, pero, a mí me hacía ilusión y nadie ni nada nos iba a sabotear ese momento. Ya buscaría el modo de hacerlo.

Los días pasaban lentos. Iba al baño constantemente. Fundamentalmente para dos cosas: para limpiarme la progesterona que me salía y para observarme, analizarme, mirar cada detalle de mi cuerpo, quería que mis ojos vieran mi interior, pero me era imposible.

La gente decía que a las embarazadas se les nota en la mirada un brillo especial, también que te pones más guapa... yo mira que te mira y esa primera semana de beta espera nada de nada.

Había días que me despertaba súper motivada y positiva, otros que tenía claro que no había funcionado y que no sería madre nunca. Algunos ratos arriba y otros abajo. Un vaivén de emociones al que ya me había acostumbrado en todo el entrenamiento de la búsqueda. Pero, aunque estaba acostumbrada, no me gustaba nada.

Televisión, trabajo, paseos, escribir, lectura, limpiar... de todo para mantenerme ocupada. Aún y así, mi corazón se aceleraba cada dos por tres cuando pensaba que mi bebé estaba dentro de mí. Era una situación mágica.

De repente un día, me sentí algo diferente. Un pinchacito llamó mi atención. Presentí que era algo bueno aunque por internet leía de todo. No podía cantar victoria hasta confirmar el positivo, así que esperé. Me tocaba la barriguita y lloraba. Quería suplicar a los cuatro vientos que por favor, esta vez sí, esta vez tenía que tener suerte.

A partir de ese momento más señales venían, eran casi imperceptibles pero me sentía extraña, distinta, algo estaba cambiando. Pero supe que sí, que eso era embarazo, no eran imaginaciones mías, lo tenía claro.

Habían pasado nueve días desde la transferencia de mi embrioncito de día cinco, pensé que si estaba embarazada, ya se marcaría. El miedo me nublaba. Me preparé el test en el baño a escondidas. El plan era despertarme muy pronto, antes que Iskiam y hacerme el test. Así, si era positivo podría sorprenderle.

Sobre las 6 de la mañana entre en el baño muerta de miedo y de nervios. Si no era positivo me iba a sentir muy mal muy mal pero no quería perder la oportunidad de darle una sorpresa si era que sí.

Hice pipí en el vaso que había preparado y metí el test. Esperé. Creo que el corazón se me iba a salir del cuerpo. Fijé mis ojos llenos de sueño en el test, esta vez con más esperanza que ninguno de los años anteriores.

Y de repente apareció por arte de magia la segunda raya, esa raya que llevaba años pensando que no existía. Meses y meses viendo los test a trasluz blanco nuclear. Y sí existía, y estaba ahí, y era mía.

Rompí a llorar como una niña, en silencio, sola. Sola, al igual que me había sentido en muchas etapas de este largo camino con tantos altos y bajos.

Me miré al espejo, era yo, era fuerte, era una mujer extraordinaria. Una mujer capaz de luchar durante un periodo de tiempo incierto, que al final se había convertido en años, para cumplir su sueño de ser madre.

Estaba feliz, me sentí una diosa.

Iba a ser madre.

Respiré profundo, abrí la puerta, subí a la cama y desperté a Iskiam con un beso de amor en la mejilla. Un beso cargado de un mensaje muy potente, primitivo, instintivo al igual que ese primer beso que me dió pocos días después de conocernos. Un beso en la mejilla y el test en las manos.

Felicidades cariño, vas a ser papá.

~

La beta espera es, sin duda, una de las etapas más duras de todo el proceso de búsqueda de embarazo. Son días de espera, días que se pasan lentos y que la mente trabaja absolutamente sola sin que casi la puedas controlar.

Unos días te sientes súper positiva y tienes el convencimiento de que esta vez sí, de que tu momento ha llegado por fin. Pero de repente, al día siguiente, estás en el punto contrario, te sientes mal como si ya te hubiera bajado la regla.

Además, la medicación que te has estado poniendo estos días no ayuda porque las hormonas están completamente revolucionadas y los cambios emocionales se dan sin cesar. Por otro lado, si sientes algo piensas que puede ser embarazo pero al momento te das cuenta de que los síntomas se parecen a los de la regla y entonces dudas de todo. Y a su vez, si no sientes nada, también piensas que no ha sucedido nada.

Creo que son diez días en los que dejas de ser tú misma y te vuelves introspectiva hasta la médula.

Sí, es una etapa muy dura pero no quiero que olvides una cosa **"mientras no haya regla, hay esperanza"**. Da igual si sientes como si no sientes nada, ambas cosas son completamente normales.

No te puedo pedir que no pienses en ello, porque eso es prácticamente imposible, pero sí que quiero darte algunas herramientas para que puedas mantenerte ocupada y distraída y estos días pasen menos lentos.

¿Qué hacer durante la beta espera?

1. **Escribir**. De siempre se ha dicho que escribir es terapéutico. Escribir para sanar es una herramienta que nos puede servir para expresar y canalizar nuestras emociones cuando nos sentimos bloqueadas o desbordadas. La escritura es la forma visible de nuestras ideas, emociones, sensaciones, deseos, problemas, expresados en palabras. Al plasmarlas en una hoja las

soltamos, las liberamos y así permitimos que nuestra mente descanse.

2. **Leer**. La lectura es un recurso muy importante para nuestras vidas, una muy buena terapia para sentirnos mejor. Desde la psicología se está utilizando la biblioterapia con todo tipo de casos: duelo, depresión, autoestima, relaciones de pareja, adicciones, personas con conducta de riesgo, fibromialgia… Sin duda reduce la tensión, el estrés, la ansiedad… Así que en la beta espera, es un buen momento para retomar ese libro que tanto te apetecía leer.

3. **Escuchar música**. Las investigaciones actuales lo corroboran: escuchar música que gusta o que resulta agradable, aumenta los niveles de oxitocina, que se traduce en estados conductuales y emocionales de mayor confianza, bienestar y relajación.

4. **Hacer ejercicio**: Sabemos perfectamente a estas alturas la importancia del equilibrio hormonal en nuestro cuerpo y en nuestro estado de ánimo. Cuando hacemos ejercicio se liberan las llamadas y conocidas endorfinas que es una sustancia que aumenta el estado de bienestar y disminuye la sensación de dolor emocional. Además, activamos nuestro riego sanguíneo que es muy favorable para la implantación del embrión.

5. **Pintar**. Las emociones son una parte muy importante de nuestra creatividad. Con la pintura podemos dejar fluir las emociones y experimentar felicidad, amor, empatía y paz. La relajación que se obtiene a través de la pintura

ayuda a conseguir una armonía entre el corazón y la mente. Además, cuando pintas, es difícil pensar en otra cosa que en lo que estás haciendo, lo que nos ayuda a mantener la mente ocupada y distraída.

Y por supuesto, **celebra los pequeños logros** dándote algún que otro homenaje: un masaje, una cena, un jersey que te haga sentir bien… Eres una campeona por haber llegado hasta aquí y ¡te lo mereces!

Pero, yo sé que, aunque te mantengas casi todo el tiempo ocupada y haciendo lo posible por estar bien física y mentalmente, es muy difícil pensar en ello a ratos. Pensar en los síntomas, en cuántos días han pasado, en si será sí o será no, en cómo será tu vida a partir del día de la beta…

Por eso, quiero ayudarte a descifrar cuáles son los **síntomas más comunes cuando se produce la implantación del embrión**, aunque también me quiero adelantar diciendo que es tan normal, tener síntomas como no tener.

Primeros síntomas de embarazo:

1. **Sangrado de Implantación**. Este sangrado se produce unos días antes del día de la falta, incluso podría coincidir con los días en los que tendría que bajarte la regla. Suele tener un aspecto amarronado que desaparece, no es continuo. No todas las mujeres lo tienen, de hecho, lo normal es no tenerlo.

2. **Dolor como de regla**. Así, tal cual. Los síntomas de embarazo que puedes llegar a tener son tan parecidos a

cuando te tiene que bajar el periodo que es muy difícil de distinguir.

3. **Pechos hinchados y doloridos**. Es un síntoma bastante común cuando te quedas embarazada. Muchas mujeres solo sienten esto. Pero como dije antes, puedes confundirlo con la llegada del periodo, ya que durante el periodo esto también ocurre. Yo sí que lo tuve, más que en un ciclo normal.

4. **Sueño y cansancio**. Este síntoma es súper habitual. Aunque tengo que decir que a mí no me pasó. En ese sentido me sentía normal.

5. **Nauseas, ardores y vómitos.**

6. **Olores más fuertes y mucha hambre.**

7. **Cambios en el flujo**. El flujo varía durante todo el ciclo pero cuando te quedas embarazada también. La mayoría de mujeres coinciden en que tienen más cantidad y más líquido.

8. **Pinchazos en el vientre.**

9. **Venas más azules y marcadas en los pechos.**

10. **Sabor metálico en la boca**. El flujo sanguíneo aumenta cuando te quedas embarazada y por ello, también en las encías.

Quizás no sientas nada de todos los síntomas aquí descritos, pero creeme que eso no significa nada. Cada mujer es un mundo y lo que le pasa a una no le tiene por qué pasar a la de al lado. Somos únicas incluso para esto.

Quizás después de estos días obtengas tu ansiado positivo y toda la historia de la búsqueda acabe aquí pero también podría pasar que ese positivo no se diera esta vez. Sé que todas tus ilusiones y esperanzas están puestas en esta etapa. Sé que piensas que si es un no, te vas a querer morir, no lo vas a superar, lo vas a pasar fatal. Sé que estás viviendo una de las épocas más estresantes e inciertas de tu vida. Pero recuerda por qué estás aquí y por qué estás haciendo todo esto. Y recuerda no pensar en términos absolutos como "siempre o nunca".

Si ahora es un "no" no significa que siempre vaya a ser un "no". Este es solo el principio y ese "no" puede acabar convirtiéndose en un "si" y tu sueño se verse realizado.

Te necesitas fuerte aunque necesites llorar.

Hoy voy a pensar en el POSITIVO. Si no lo fuera lo hablaremos más adelante. Porque esto ya será otra historia.

NO OLVIDES QUE...

- La beta espera pone a prueba nuestra paciencia pero somos capaces de aguantar más de lo que creemos.

- Mientras no haya regla hay esperanza.

- Es tan normal sentir todos los síntomas de embarazo como no sentir ninguno. En ambos casos puede haber o no haber un embarazo.

∼

Beta 375 mUI/ml. Estaba embarazada.

HISTORIAS REALES

DIFÍCILES, PERO CON FINAL FELIZ

Raquel
Espermatozoides: pocos, lentos y malos
Embarazo por FIV

Éramos recién casados cuando decidimos que queríamos ser padres. Estábamos llenos de ilusión y optimismo, y no parábamos de pensar en cómo sería nuestra vida con la llegada de un bebé a casa.

Pasaron unos pocos meses y mis ganas de conocer más sobre el embarazo me hizo buscar información. De casualidad encontré a Carmen Jonnes, que me enganchó desde el primer momento que la vi. Ella era pura energía y transmitía positivismo en estado puro.

Tras ver varios videos suyos se me quedó grabado algo que ella no paraba de repetir: "La información es poder".

Empecé a seguirla y me veía cada video suyo, me entusiasmaba su manera de hablar y explicar las cosas, así que un día decidí escribirle.

Recuerdo que me daba vergüenza, y me preguntaba, que qué pensaría de mí cuando le contara mi historia.

Para mi sorpresa me encontré con una persona maravillosa, que me orientó en la búsqueda del tan deseado embarazo. Su primer consejo fue que tanto mi marido como yo nos hiciéramos todas las pruebas médicas necesarias para saber cómo nos encontrábamos en cuanto a fertilidad.

También me aconsejó que contratara un seguro médico, ya que eso agilizaría todas las pruebas que íbamos a necesitar. Y menos mal que le hice caso, porque gracias a eso todo fue muchísimo más rápido.

Poco a poco me fui realizando todas las pruebas y análisis que nos iban recomendando, y todo me salía bien, por lo que mi ginecóloga nos recomendó que era hora de que mi marido se realizara un análisis de esperma.

A los pocos días llegaron los resultados y ahí vimos que la cosa no pintaba muy bien.

Aunque no sabíamos interpretar muy bien los resultados, no tenías que ser médico para ver que los valores eran muy malos, poca cantidad de espermatozoides, con poca movilidad, la morfología tampoco estaba bien.

La médica de cabecera tras ver estos resultados decidió derivarnos al urólogo.

Pasaron los días y nuestras esperanzas estaban puestas en aquel médico, que tras revisar los resultados de la prueba de esperma de mi marido nos explicó las diferentes formas de reproducción asistida que existían.

Tras esa improvisada clase sobre la reproducción asistida, el doctor, de una manera fría y drástica nos dijo que, con los resultados que hoy por hoy teníamos del esperma de mi marido, no podíamos optar a ninguno de esos tipos de reproducción.

Así que le recetó unas pastillas para crear testosterona y un complejo multivitamínico, y nos citó para una nueva visita meses después para ver cómo iba evolucionando la calidad del esperma de mi marido.

Salimos de la consulta en shock. ¡Buf! Que poco tacto había tenido este médico. Había sido como si nos hubiesen tirado un jarro de agua fría por encima.

Intentaba aparentar normalidad, pero a escondidas lloraba, y me enfadaba con la vida y con el mundo. No entendía porqué nos tenía que pasar esto a nosotros.

Mi marido, en cambio, se quedó como bloqueado. Ni sentía, ni padecía, no entendía cómo le habían salido unos resultados tan malos con la vida tan sana que llevaba.

Él no es una persona de expresar sus sentimientos, ni de hablar, ni desahogarse, pero yo notaba sus ojos apagados, la tristeza le había inundado por dentro. Intentó autoconvencerse de que tener hijos no era todo en la vida, que se podía ser feliz sin hijos, y se comparaba con otras parejas que conocíamos, y que no habían podido tener hijos. Esas parejas eran felices —pensaba.

Pero mi cabeza no quería autoconvencerse de nada, decidí recomponerme, y me negué a quedarme con una sola opinión. Así que empecé a buscar clínicas de reproducción para que nos dieran una segunda opinión y empezar a buscar soluciones.

Empezamos por pedir consejo a nuestra médica de cabecera, y esta nos recomendó una compañera suya, ginecóloga de prestigio y con una larga trayectoria en el tema de la reproducción asistida.

Pedimos consulta con ella, y tras ver los resultados de las pruebas que nos habíamos hecho nos informó de que no eran tan malos como nos lo habían pintado, que teníamos posibilidades.

Lo más importante y lo que jugaba a nuestro favor era que yo era joven y estaba sana, y no tenía ningún problema de fertilidad.

Así que nos pusimos en sus manos y tras muchas pruebas y revisiones, empezamos el tratamiento de FIV.

Todo se desarrollaba bien, en las ecografías se veía que la medicación hacía su efecto y estaba generando bastantes óvulos. Los médicos nos decían que muy mal se tenía que dar para que nuestro tratamiento no saliera bien.

Y tras esos días de pinchazos de medicación y de revisiones constantes, llegó el día de la extracción de óvulos. Recuerdo que era un día festivo, yo estaba ansiosa por saber cuántos óvulos me extraerían finalmente. Me extrajeron quince óvulos, de esos quince, seis estaban vacíos. Finalmente fueron ocho óvulos extraídos con posibilidades, pero dos a los pocos minutos dejaron de ser viables. Así que nos quedamos con seis óvulos, sólo teníamos seis posibilidades para que pudieran ser fecundados y viables, para posteriormente ser implantados dentro de mí, y poder crear esa vida tan deseada.

La verdad es que nos quedamos muy decepcionados al oír a mi ginecóloga decir que se habían sorprendido ellos mismos con los resultados. Con la cantidad de folículos que tenía dentro de mí se tenían que haber extraído bastantes más de los seis conseguidos. Pero bueno, aun así, no estaba mal tener seis óvulos para fecundar.

La muestra de semen fue muy escasa debido a los nervios y la situación.

Ahora le tocaba al personal del laboratorio hacer su trabajo y fecundar mis óvulos con los espermatozoides de mi marido. Tras casi una hora de espera en la habitación, nos informaron de que finalmente de los seis óvulos habían fecundado tres.

Teníamos tres embriones que deberían madurar y sobrevivir hasta el día de la implantación.

Bueno, no era lo que esperábamos, pero ¡oye!, ¡teníamos tres embriones! Tres posibilidades de ser papás.

Era hora de cruzar los dedos y esperar a que sobreviviesen los tres hasta el día de la transferencia.

Esos días se nos hicieron eternos. Pasaron los tres días estipulados, y recibimos la llamada donde nos dijeron que solo había sobrevivido un embrión, que los otros dos no eran viables, pero que el embrión que teníamos era de muy buena calidad, que teníamos una muy buena baza.

El día de la transferencia llegó, yo estaba muy nerviosa, pero tenía que estar tranquila ya que los nervios no ayudaban en nada. Me habían dicho que al quirófano tenía que entrar con la vejiga llena, por lo que debía beber mucha agua. Así que me bebí un par de botellines de agua antes de entrar al quirófano. Y entre los nervios y la ganas de hacer pipí, qué mal rato pasé.

En ese instante, mi ginecóloga me dijo: —"Ya lo tienes, es tuyo. Veníamos a por un bebe y con un bebe nos vamos a ir."

No podía aguantar más, el sentimiento de emoción me sobrepasaba, agarré la mano a ese amor de mujer que estaba intentando que alcanzáramos el sueño de ser papás. Ella me miró a los ojos y me dio un beso en la frente.

Ya no pude contener tanta emoción y alegría y rompí a llorar. Eran tantas emociones juntas, tantos miedos, tantas ilusiones y ganas de que todo saliera bien.

A los pocos minutos me llevaron a la habitación, ahí estaba mi marido esperándome. Enseguida se percató de que había llorado. Me preguntó cómo había ido todo, y al contárselo, los dos rompimos a llorar.

Nos fuimos a casa y ahora solo nos quedaba esperar dos semanas, hasta el veintiséis de diciembre y sufrir la famosa

Betaespera.

La espera se hacía larga y dura. Unos días me levantaba contenta pensando que teníamos una buena baza, que el embrión era de muy buena calidad y que saldría adelante y otros días todo lo contrario.

Con las hormonas alteradas y con mi cabeza dando vueltas todo el día, soñaba con cómo sería si todo saliera bien, pero también pensaba en qué pasaría si al final fracasábamos en el intento.

Eran dos semanas de espera, dos semanas en las que tenía que aguantar sin hacerme un test de embarazo, pero me resultaba tan difícil esperar hasta el veintiséis de diciembre, y más, sabiendo que llegaba nochebuena y navidad. Que maravilloso regalo de navidad sería si me hiciera una prueba de embarazo y diera positivo.

Mi marido no quería que me hiciera una prueba por mi cuenta antes de los análisis. Su argumento era que si salía negativo nos íbamos a amargar las navidades, era preferible esperar y que el día veintiséis me realizaran los análisis.

Pero mi cabeza acelerada no estaba muy conforme con el argumento de mi marido, y con el paso de los días, las ganas de saber el resultado se iban apoderando de mí.

Llegó la última semana, las navidades estaban ya aquí, se notaba en el ambiente, y mis ganas de hacerme la prueba iban en aumento. Ya no podía más. Y me decía ¿y si me hago un test de embarazo y me sale positivo? Sería un buen regalo de navidad.

Leí en varios sitios que a los diez días de la implantación ya se podía saber si el embarazo era positivo o negativo. Así que el lunes que cumplía exactamente diez días de la implantación del embrión, me envalentoné y me atreví a hacerme la prueba, y así salía de dudas. Total, tenía por casa tres test de embarazo de los comprados por internet.

Hice el primer test y la segunda línea salía un poquito marcada, así que no tenía ni idea de qué significaba eso. Miré en internet, y leí que estos test de embarazo solían marcar la segunda línea a veces. Esta línea era la línea de evaporación. Así que nada, seguí con mis dudas y mi cabeza dando vueltas si estaba embarazada o no.

A la mañana siguiente volví a hacerme otra prueba, con la esperanza de ver esa segunda línea marcada, y nada parecía que se quería ver un poquito más pero no mucho más. Así que me quedé una vez más con mis dudas de si estaba embarazada o no.

Entonces llegó Nochebuena, y algo había en mi interior que me decía que no me sentía como siempre, me sentía rara, diferente.

Me fui a cenar con mi familia, mi marido no estaba con nosotros ya que tenía que trabajar esa noche. Así que cené con mi familia y me volví a casa, temblaba de frío, me decía: —"y si estoy embarazada y por eso me encuentro rara".

Recuerdo que esa noche dormí poco, mi cabeza pensaba que aún me quedaba un último test de embarazo, que al día siguiente era Navidad, y mi ilusión era que, si me hacía el test y me salían las dos líneas bien marcadas, le iba a hacer el mejor regalo del mundo a mi marido por Navidad, algo que no se nos olvidaría en la vida.

A las ocho de la mañana ya no aguantaba más en la cama, me levanté al baño, me hice la última prueba de embarazo, y ahí estaba la primera línea marcada y la segunda línea marcada ligeramente. No tenía ni idea de que significaba. Si estaba embarazada o no. Así que decidí escribir a mi confidente Carmen Jonnes. Le enseñé las fotos del test, le hice hasta un video, y ella me dijo: —"Ay! Que sí, que es positivo, ¡estás embarazada! ¡Créetelo, de verdad, estás embarazada! Ve a la farmacia a por un predictor y a ver que te sale."

Corriendo me vestí, y me fui a la farmacia de guardia, regresé rápidamente a casa para hacerme el test de embarazo de la farmacia.

Tras hacerme la prueba me decía a mí misma: Por favor salir dos líneas bien marcadas. Nos lo merecemos. Recé como en mi vida había rezado, y al momento esas dos líneas empezaron a marcarse. Cada vez eran más intensas, y yo cada vez estaba más nerviosa. ¡Ay! qué alegría. No me lo podía creer. ¡Estaba embarazada!

Ahora tenía que pensar la manera en la que se lo iba a decir a mi marido. Tenía tres horas de tiempo para pensar. Pero cómo iba a aguantar sin llamarlo antes de su hora, pero me decía: —"Pobrecito, que ha trabajado toda la noche y se ha acostado hace poco."

Así que esperé hasta la una del mediodía, hice sonar la canción de María Carey "All I Want for Chrismas" y lo desperté. Le dije que había llegado Papa Noel a nuestra casa y que tenía un regalo bajo el árbol de Navidad.

Cuando llegó al salón vio una enorme "P" formada por pétalos de rosa y una caja en forma de corazón dentro de esa "P".

Mi marido sorprendido dijo: –"¿Qué es eso?".

Pero en su cara demostraba que sabía que era algo especial, cuando lo abrió y vio un predictor rompió a llorar como jamás lo había visto, nos abrazamos, y lloramos de felicidad los dos juntos. Acababa de empezar a hacerse realidad nuestro sueño.

La Navidad dio un giro de 360 grados. ¿Y ahora, que hacíamos?, no decir nada, o dar la sorpresa a la familia. Ellos no se lo iban a esperar, pues todos sabían que aún faltaba un día para hacernos la prueba de sangre donde la clínica nos diría si estábamos embarazados.

Decidimos tirarnos a la piscina y dar el notición, aunque pidiendo mucha discreción con el resto de familia y amigos, porque no sabíamos cómo se desarrollaría el embarazo.

Al día siguiente de Navidad me hicieron los análisis de sangre que confirmaron lo que ya sabíamos, estábamos embarazados. Ahora sólo quedaba esperar a que pasaran las semanas y poder ver si nuestro embrión se había agarrado bien al útero y se iba desarrollando como debía.

Pasaban los días, y mi cabeza me decía una y otra vez que si no tengo ningún síntoma, igual no se había implantado correctamente. Tenía tanto miedo.

Los días hasta mi primera ecografía fueron los más largos de toda mi vida pero por fin llegó el gran día. Tocaba ir a la clínica a nuestra primera ecografía. Estuvimos esperando dos horas, iban con retraso, y mis nervios iban en aumento cada minuto que pasaba. Mi marido en cambio aparentaba todo lo contrario, se le veía tranquilo, relajado, seguro de que nos iban a dar buenas noticias y nos dirían que todo marchaba con normalidad. Por fin nos llamaron y entramos en la consulta, me colocaron el ecógrafo, y ahí estaba nuestro garbancito, con su latido a toda velocidad. No nos lo podíamos creer, cómo una cosita tan pequeña nos podía hacer tan felices.

Después de esa consulta algo cambió en mí, ahora ya sabía y podía sentir a mi pequeño.

Fueron pasando los meses, y el embarazo iba viento en popa, dentro de mí se estaba creando una vida, pero fuera el mundo era un caos. Había llegado una pandemia a nivel mundial, un virus llamado "Coronavirus Covid-19" que iba a cambiar por completo nuestra forma de vivir, hasta tal punto de tener que acabar encerrados en casa sin poder salir a la calle.

No me lo podía creer, estaba embarazada en tiempos de pandemia.

Al principio me creó una angustia muy grande, pero sabía que eso no me venía nada bien para el embarazo, así que decidí no ver la televisión y ocupar mi tiempo en leer e informarme sobre la maternidad.

Eso me ayudó a evadirme de la situación en la que se encontraba el planeta. Pero cuando salía a la calle para ir a las revisiones médicas me daba cuenta de la que estaba cayendo. Las calles vacías, el ejército y la policía controlaban a la gente para que sólo salieran de sus casas para lo imprescindible. Mi marido no podía entrar conmigo a las consultas, todo el mundo llevaba guantes y mascarilla para protegerse del virus. ¡Era horrible!

Después de todo lo que habíamos pasado para conseguir el embarazo, mi marido no podía ver cómo iba creciendo en mi interior su amado hijo.

A pesar de ello, y gracias a las nuevas tecnologías, podía ir enseñándole a su papi la evolución del pequeñín, aunque esto no fuera como lo habíamos soñado.

El virus éste no nos iba a dejar tranquilos, no íbamos a poder hacer la vida normal tal y como la habíamos conocido hasta ahora.

Poco a poco nos empezaron a dejar salir a la calle, pero con restricciones horarias y aforos limitados en los sitios.

Yo sólo podía pensar en mi pequeñín, no tenía otra cosa en la cabeza, tenía que tener mucho cuidado, y limitar al máximo mi vida social para evitar el maldito virus. Tan sólo salí a la calle para lo imprescindible.

Mi marido, el cual tuvo que trabajar durante toda la

pandemia, ya que era personal esencial, iba con todo el cuidado del mundo, para no contagiarse con el virus y poderme contagiar a mí. No hacíamos vida social, y todas las medidas posibles eran pocas. Pero en ocasiones las cosas no salen como esperas, parecía que la suerte nos la había jugado, y justo dos semanas antes de la flecha posible de parto que me habían dado, mi marido se contagió en el trabajo.

No me lo podía creer, con el cuidado que habíamos tenido, y que ahora a última hora se contagiara con el maldito virus. Parecía que la vida nos la estaba jugando.

Esas dos últimas semanas de embarazo fueron las más duras, pero tenía que ser fuerte por mi pequeñín. Me enfadé con el mundo y con la vida, lloraba de rabia, y de pena también. Pero no tuve más remedio que afrontar la situación de la mejor manera posible.

Mi marido se aisló en una habitación de la planta de arriba de nuestra casa para intentar evitar contagiarme. Mientras, yo le hablaba todos los días a mi pequeño, y le decía: —"aguanta pequeñín ahí dentro, aguanta hasta que papá se recupere".

Pero el pequeñín tenía ganas de salir. Era la semana treinta y nueve cuando ya notaba que no iba a aguantar mucho más dentro de mí.

Mi último día de embarazo estuve con contracciones durante todo el día, iban y venían, pero en ningún momento pensé que estas contracciones fueran de parto hasta la noche que empezaron a ser más fuertes.

Mi marido desde la planta de arriba de la casa me iba contando las contracciones, su duración y el tiempo que transcurría de una a otra, hasta que ya empezaron a ser regulares. Ese fue el momento que decidí llamar a mis padres para que vinieran a buscarme para llevarme al hospital.

Tenía una pena enorme en el corazón, porque tenía que irme de casa y dejar a mi marido ahí, aislado en una habitación, sabiendo lo duro que iba a ser para él no estar presente en el nacimiento de su hijo.

Me despedí de él a lo lejos. No pudimos ni agarrarnos la mano. Y con mi gran pena me fui al coche que poco a poco se fue alejando de él. Cuanto más me alejaba de mi marido, más dolor en el corazón me daba al saber que lo dejaba en casa, y que no iba a poder ver nacer a su hijo.

Mis padres intentaban hacer que no pensara en ello, recordaban anécdotas y buenos momentos, y así, poco a poco me fui recomponiendo y preparándome para lo que venía. Es como si mi cuerpo supiera lo que iba a pasar, y supiera que tenía que encontrarme bien.

Cuando llegué al hospital me dijeron que estaba dilatada cuatro centímetros. ¡Estaba de parto! Gracias a dios, y a pesar de mis circunstancias, tuve muy buen parto y pude conocer el amor más grande que jamás me hubiera imaginado. Ahí estaba nuestro pequeñín, que como sabía que su padre estaba malito y no había podido estar en su nacimiento, decidió nacer el mismo día que el cumpleaños de su papá. A partir de ahora borraremos ese mal recuerdo, cada año celebraremos los tres juntos el cumpleaños de nuestro pequeñín y el de su papá.

Al tercer día de vida nos dieron el alta en el hospital, nos fuimos a casa, pero mi marido todavía seguía aislado en una habitación y aún no podía conocer a su hijo. Pero ya no quedaba mucho más.

Al quinto día de vida de nuestro hijo, mi marido recibió el alta médica porque ya había superado la enfermedad. Y ese día por fin pudo salir de su aislamiento y coger en brazos a su hijo por primera vez.

Ahora sí. ¡Estábamos toda la familia junta por primera vez! Nuestro sueño ya era una realidad.

～

Esther
Baja reserva ovárica
Embarazo FIV con embrión tipo C tirando a D

A mi gran y querida Carmen,

Tengo tanto que agradecerte… no sé si podré encontrar las palabras exactas algún día. Nunca pensé que podría llamar "amiga" a alguien que no conozco físicamente, que ha llegado a mi vida a través de las redes sociales y mucho menos pensar en poder quererte tanto. Sinceramente, creo que no te considero mi amiga, creo que eres parte de mi familia, de mi historia. Siempre has estado ahí compartiendo mi sufrimiento, haciendo más pequeños mis miedos, haciéndome fuerte mentalmente para afrontar todo lo que se me venía, celebrando mis pequeños logros, pero sobre todo, has estado siempre a mi lado en este camino, sin horarios, sin filtros… Gracias gracias y mil millones de veces… Gracias.

Todo empezó en 2019, con 32 años. Después de 6 años de matrimonio y de haber conseguido la famosa "estabilidad laboral" decidimos mi marido y yo sumergirnos en la aventura de ampliar la familia, era nuestro gran proyecto para el 2019.

El año anterior había tenido varios casos en mi entorno cercano de infertilidad por lo que en marzo, 3 meses después de empezar a intentar tener mi positivo, decidí ir al ginecólogo a hacerme una revisión, comentarle mis intenciones y pedirle una analítica hormonal.

Por aquel entonces sólo sabía, por alguno de esos casos cercanos, que existía una hormona que medía la capacidad reproductiva y así se lo solté a mi ginecóloga –"Quiero que me reviséis mis hormonas reproductivas". Y así fue, me pidió una analítica completa con todas las hormonas, incluida la famosa hormona antimulleriana.

A los pocos días, recibí una llamada de mi ginecóloga donde me decía que tenía los resultados de la analítica, que en cuanto pudiera me pasara por la consulta sin cita para dármelos. Sinceramente, no estaba preocupada, solo habían pasado 3 treses, tenía 32 años, era chica con todas sus revisiones anuales bien, sana, deportista sin excesos en la vida… pronto me quedaría embarazada ¡Estaba segura de ello!.

Esa misma tarde fui sola a recoger mis maravillosos resultados donde me dirían que necesitaba un par de meses más y algo de paciencia para tener mi positivo, pero no fue así. Mi primer mazazo fue que tenía una antimulleriana de 0,6 a lo que le pregunté, ignorante de mí: –¿Qué significa eso?.

Ella con muchísimo tacto y amabilidad me lo explicó y me entraron un mar de dudas: ¿Podría tener hijos? ¿Cuánto tiempo me quedaba? ¿Estaba cerca de la menopausia?

Evidentemente salí de la consulta descompuesta por la noticia, con aún más incertidumbre y muchas dudas.

Lo primero que hice fue llamar a mi marido desolada y también a mi mejor amiga (ella había conseguido tener a su primer bebe después de pasar por cuatro inseminaciones y una fiv) y me fui a coger el autobús para ir a casa, totalmente derrumbada y rota por dentro.

Recuerdo que según subí al autobús busqué en internet las palabras que me acababa de decir mi ginecóloga, y que no paraban de retumbar en mi cabeza. Aún no las entendía y mucho menos sabía que me iban a perseguir durante los próximos años y me dejarían marcada el resto de mi vida: "Baja Reserva Ovárica".

Gracias a estas palabras "mágicas" apareciste tú, Carmen Jonnes y tu canal.

Esa noche, no sé cuántos videos de tu canal pude verme y cuantas veces vi el vídeo de baja reserva ovárica, no lo sé, pero muchas.

No dormí nada, y a la mañana siguiente sentí que me habías transmitido algo, no sé, esperanza, tranquilidad… no sé, pero sentí la necesidad de contactarte y por eso sobre las 7:30 am (te pido perdón ahora por las horas indecentes de escribirte) hice algo que jamás pensé que haría, ¡escribí un mensaje privado contando mi dolor y drama personal a una persona que no conocía de nada!.

Supongo que fue la desesperación, el desconocimiento, el miedo que tenía y sobre todo el dolor del momento, pero lo hice. Sí, te escribí un mensaje con mi historia y sinceramente, no esperaba contestación alguna. Pero bueno, yo me había desahogado y necesitaba pedirte ayuda, la información era en ese momento mi única salida. Mi gran sorpresa, al día siguiente tenía un mensaje tuyo donde me dijiste los 3 mensajes mágicos "Te entiendo cómo te sientes, pasé por lo mismo que tú, no pierdas la esperanza".

Y así entré en el mundo de la reproducción asistida, contigo de la mano. Los días, semanas y meses siguientes comencé a leer millones de artículos, foros y estudios de fertilidad en internet. Era demasiada información muy desfocalizada y descentralizada. Lo único que realmente sentía que me ayudaba era tu canal de youtube con "el rinconcito de Carmen Jonnes" y sobre todo que nunca me sentí sola, siempre estabas ahí, esa chica que no conocía, que tenía un canal de youtube, a la que le contaba mis penas y siempre me daba unas palabras consuelo y ayudaba a salir un poquito adelante.

De marzo hasta junio fueron meses donde intenté asimilar lo que me pasaba, lo que me iba a pasar y a barajar posibilidades, alternativas. Creo que fueron los meses más duros de mi vida, lloré mucho, no entendía porque me tenía que pasar esto a mí.

Tenía que pasar ese duelo, asumir el problema y ponerme manos a la obra para salir de ahí, y así hice, después de llorar todo lo que tenía que llorar, odiar a cualquier embarazada que veía, reencontrarme conmigo misma, asumir el problema en el que estaba metida, entender que mi marido no me tenía que perdonar por tener baja reserva, pero sobre todo y lo más duro fue llegar a mi autoperdón para así volver a intentar sentirme mujer.

Durante el verano comencé el periplo visitando clínicas privadas. Un común denominador que todos los doctores me decían era que a pesar de mi baja reserva ovárica mis óvulos serían buenos porque tenía solo 32 años. Que no me preocupara porque tendría muy buenos óvulos, muy pocos, pero buenos.

Finalmente, y también aconsejada por ti, decidimos mi marido y yo seguir en paralelo por la Seguridad Social y comenzar en una pequeñita clínica privada de Madrid, que fue en la única que sentí una conexión especial con el doctor y me dio esa confianza en que lo conseguiría.

El 12 de Julio tuve mi primera cita en la Seguridad Social. Primeras analíticas y pruebas genéticas que se alargarían hasta diciembre del 2019.

Tuve que pasar por varias pruebas genéticas muy caras si te las costeabas tú misma, por lo que decidimos hacerlas en la Seguridad Social y esperar a tenerlas para comenzar en el privado, mientras pasaba la lista de espera de la seguridad social.

El 8 de enero me dieron todos los resultados de mis pruebas genéticas y el ok para entrar en la lista de espera de FIV. Fui a mi clínica privada a darle todos los resultados, hacerme una revisión previa a la FIV y organizamos para finales de enero la cita para comenzar el tratamiento.

Carmen, por fin solo nos quedaban un par de semanas.

Había comenzado el 2019 muy bien, buenas noticias de mis analíticas, tú habías lanzado la Comunidad privada para buscadoras de embarazo "Creando una Vida", que me estaba dando la vida. Recibí muchísimo apoyo por tu parte y de las chicas que formábamos la comunidad, todas comprendían mi situación, mis nervios, mis dolores y fatigas. ¡Mucha información verídica, organizada y concentrada en la comunidad... uff! ¡Qué maravilla has creado Carmen! ¡Puro oro escrito!

Muchas gracias por crear esta cosa tan bonita, que tanto nos ayuda y que, sin lugar a duda, es lo que nos hace seguir adelante y ver luz al final del túnel.

Tanto tú como las chicas de la comunidad compartíais mi alegría, la emoción por la cita de comienzo de FIV el día 29 de enero. Estaba en una nube y tú me ayudabas a seguir con ese ánimo para afrontar lo que sabías que se me venía encima, la dureza de los pinchazos, revisiones, la evolución de embriones, la betaespera.

Trabajaste muy duro conmigo para prepararme, me tenías lista psicológicamente para afrontarlo, hasta que el día 23 de enero, a tan solo una semana, un chasco más en mi vida que destruyó todo el trabajo que habías hecho conmigo.

¡Me despidieron de mi empresa!. Un despido muy duro, rozando la legalidad y totalmente inesperado.

Una vez más, vi como mis planes se desmoronaban, mi vida se volvía a venir abajo, llevaba un año donde no encontraba sentido a nada, no me salía nada bien, todo eran disgustos a mi marido, familia, fracasos personales. Fue un año en el que sufrí mucho, hice sufrir a mi marido, lloraba continuamente, me sentía como un hámster dando vueltas y vueltas todo el día y sin poder salir de ahí.

Nuevamente se me habían roto todos mis planes, estaba hundida, rota, no sabía qué hacer, solo me pasaban cosas malas, disgustos. Nunca pensé que tendría problemas de fertilidad, nunca había pasado por un despido, nunca había estado sin trabajo. El despido hizo que todos los cimientos de mi vida volvieran a temblar. Siempre he dicho que las personas tenemos que tener varios pilares en la vida, para que cuando falle uno nos podamos apoyar en los otros, pero a mí me estaban "fallando casi todos".

El Pilar de mi familia no lo tenía disponible ya que habíamos decidido no contar nada en la familia para evitar que se preocuparan y que nos estuvieran preguntando por el tema.

Mi segundo pilar el de mis amigos tampoco podía contar con ellos. No me entendían, estaban embarazadas o con bebés recién nacidos, lo que me hacía mucho más daño aún.

Mi tercer pilar, el trabajo, había desaparecido.

Mi cuarto pilar, el personal, disfrutar de mis hobbies y aficiones se empezó a tambalear con una pandemia mundial y un confinamiento total histórico.

Me había quedado sin pilares, estaban destruidos o se tambaleaban, me había quedado sola. Únicamente contaba con el motor de mi vida, mi marido, contigo y con la Comunidad.

A finales de febrero comencé por fin mi primera FIV en la Seguridad Social, con pocas expectativas, mínimas probabilidades, pero mucho amor de mi marido e incondicional apoyo tuyo.

El 9 de marzo me hicieron la punción, cinco ovocitos, los

cinco fecundaron, ¡qué noticón Carmen!, no podía creérmelo, estaba eufórica, cinco de cinco.

Dos días más tarde tenía cita para hacer mi primera transferencia ¿cuántos pollitos tendría?. Fueron dos días de mucho nerviosismo, no podía dormir, solo pensaba en mis cinco pollitos, que estuvieran bien, que fueran buenos.

–¿Me pondría uno? o ¿mejor dos?.

En mis pensamientos tenía claro que serían todos calidad A y B y tal vez uno de mis polluelos serie C.

El día 11 de marzo, me presenté a la cita muy emocionada y teniendo en mi mente que me transferirá un embrión A o en el peor de mis escenarios mentales 1B+1C.

Entré en el quirófano con mi marido, me prepararon y entró la doctora acompañada de la embrióloga que había cuidado de mis polluelos y "zas" nuevo batacazo.

Efectivamente tenía a mis cinco pollitos en día dos fecundados pero cuatro eran de calidad C y uno era D. En ese momento entré en shock. No puedo contarte mucho detalle de lo que viví después de esto porque era tal el shock que dejé de escuchar, no entendía nada de lo que me hablaban, solo me dejé llevar por la situación sin entrar en razón, sin pensar ni sentir.

Suerte que estaba acompañada de mi marido porque era tal mi shock que cuando salí del quirófano no sabía ni cuántos embriones me habían puesto.

Fue muy duro asumir las calidades de mis polluelos, la recomendación de la embrióloga y la doctora fue transferir 2C y dijeron a mi marido que las probabilidades de una beta positiva serían de un 20% aproximadamente.

Comenzaron mis dos semanas de betaespera y el confinamiento por la pandemia del Covid. Te podrás imaginar la situación: yo en casa encerrada, sin trabajo, sin tener nada que hacer, el país se había paralizado, con mi choque mental de la calidad de mis polluelos, una transferencia de dos embriones con una probabilidad acumulada de 20%...

En mi interior sabía que no iba a funcionar, que tendría un nuevo palo en el camino con una beta negativa. Y efectivamente y por desgracia, por primera vez en todo esto, no me equivocaba.

Pero ¿sabes qué?: No me dolió ver mi beta negativa. Total, todo me estaba saliendo mal y negativo en el último año. Creo que me resigné o me empezaba a acostumbrar a todas las desgracias. No lo sé, solo sabía que, de los tres pollitos, solo había llegado a día +3 uno de ellos y me esperaba congelado.

Durante el confinamiento se pararon todos los tratamientos de reproducción asistida y yo solo pensaba que tenía a mi pollito de día tres congelado, con peor calidad que los dos que me habían transferido y que tenía que gastarlo cuanto antes. Lo único que me iba a pasar es que ese pollito me iba a hacer perder el tiempo con otra transferencia y beta negativa. Me empecé a obsesionar durante estos meses de parón con el valor de mi antimulleriana y sobre todo la calidad de mis óvulos

¡Seguía sin entender como todos eran C y D cuando todos los médicos daban por hecho que tendría buenas calidades!

La tarde del 6 de junio tuve nuevamente cita para hacer la transferencia del embrión que me quedaba, no sabía cómo estaría mi pollito, pero la verdad, no lo quería, no confiaba nada en él.

Esta vez, por el tema del covid, tuve que entrar sola en el quirófano y se repitió la misma escena, me prepararon y acto seguido entró la doctora con la embrióloga, pero ahora sí sabía que lo que me esperaba era un pollito de día tres de mala calidad.

Lo que no sabía es que en el proceso de desvitrificación podrían perder calidad y como no, la embrióloga me aviso que me iban a transferir el último embrión que tenía que era un C en día 3 pero que había sufrido en el proceso de descongelación y que por lo tanto era un C tirando a D.

La transferencia fue bien, lo normal, pero si me sorprendió que la doctora me dijo —"Ha sido la transferencia más bonita que he tendido en todo el día" a lo que mi mente respondió por dentro —"Y va a ser beta más negativa de la historia".

Durante las 2 semanas de la beta, estuve muy tranquila, no pensé en la beta tenía claro que sería negativa por lo que me centré en seguir buscando opciones y próximos pasos a seguir. La comunidad Creando una Vida me ayudó muchísimo, poder compartir todo esto con las chicas, contigo, pedir ayuda, consejos y segundas opiniones...

Creo que fue lo que me hizo estar con la mente en mis próximos pasos después de este negativazo que me venía encima. Tenía claro que esperaría al día de la analítica, exactamente quince post transfer. No me iba a hacer test de embarazo, tenía claro clarísimo que saldrían negativos.

El día once post transfer soñé que me hacía un test y salía positivo y cuando me desperté pensé –¡Qué ilusa, menos mal que soñar es gratis!

Aun así, mi sexto sentido llevó a hacerme un test de alta sensibilidad, me lo hice, vi que solo había una raya lo dejé en el baño y fui a avisar a mi marido. Recuerdo que después me puse a desayunar, ducharme, estaba muy muy tranquila.

Pasaron como dos horas cuando encendí mi ordenador para avisar de mi negativo en la Comunidad. Quería escribirte a ti para darte la noticia, me acordé que había dejado el test en el baño abandonado y fui a cogerlo para tirarlo a la basura.

¡No podía creérmelo! ¿Había aparecido por arte de magia una segunda raya?. Vale, lo reconozco, tuve que ponerme hasta bizca para ver esa segunda raya pero yo la veía. Llamé a mi marido corriendo (estaba teletrabajando en medio de una reunión) y le enseñé el test, me temblaba todo, las manos, las piernas, el corazón lo tenía a mil por hora, se me iba a salir del pecho y con las lágrimas en los ojos le dije a mi marido:

–¿Tú ves dos rayas verdad? ¡Lo hemos conseguido!

Pero mi marido me dijo: –"yo no veo nada".

Yo estaba segura de que había raya, muy segura, era la primera vez que veía dos rayas y lo tenía claro, pero como mi marido no veía nada y estaba tan seguro de ello, decidí escribirte enviándote una foto para que con tu experiencia en test me dijeras si eso era raya de positivo o la famosa raya de evaporación. ¡Y sí! Me contestaste que sí, que era un positivazo!

¡Por fin lo habíamos conseguido! Con un embrión de muy bajita calidad, pero ahí estaba mi pollito C luchando para quedarse y llegar a nuestras vidas.

Mi embarazo lo viví con mucha ilusión, aunque fueron unas semanas muy largas, pero siempre con los pies en la tierra y sobre todo contigo de la mano y con la Comunidad viviendo esto que pensé que nunca me llegaría.

¡Gracias por acompañarme en este duro camino Carmen! Tú lo has hecho sin duda mucho más fácil.

Al final de todo el proceso, supongo que ahora una vez pasado todo es más fácil de decir y de darse cuenta, creo que debo agradecer muchas cosas a la infertilidad. He aprendido mucho durante este tiempo. La infertilidad me ha demostrado que soy muchísimo más fuerte de lo que yo creía, me ha enseñado a confiar en mí misma, a ver las cosas "malas" que me suceden desde otro prisma, a salir adelante pase lo que pase. Mi matrimonio se ha reforzado, he descubierto lo maravilloso que es y lo que me ama mi marido, siempre apoyándome, intentando entenderme y alentándome como tú. Ahora tengo una gran amiga, tengo Creando una Vida como parte de mi vida y que espero que sigáis en ella mucho tiempo.

~

Rebeca
Menopausia precoz
Embarazo espontáneo

En la primavera de 2018 yo, periodista y amante de la literatura, aprendí el significado literal de la expresión "llorar por las esquinas".

Era una tarde normal paseando por el centro de Madrid, de vuelta del trabajo de mis sueños, por el que llevaba peleando 15 años. Tenía 37 años, un padre muriéndose de cáncer a 600 km y un diagnóstico de infertilidad severa por baja reserva ovárica.

Había pasado por dos abortos espontáneos y un calvario de visitas a decenas de clínicas dentro y fuera de Madrid, además de dos FIV canceladas por baja respuesta. Mi antimulleriana estaba más cerca de la de una mujer menopáusica que de la de una chica de mi edad.

Recuerdo con nitidez la sensación de vacío y tristeza infinita, la existencia que me pesaba como una losa, lo sola e incomprendida que me sentía. Fueron meses de viajes continuos para cuidar a mi padre, de pincharme hormonas a lo bestia, de negligencias médicas, de escuchar frases lapidarias por parte de doctores sin tacto.

Me rompí.

Lloraba por la calle como lloraba en los aviones, en el baño del trabajo o en la ducha.
De ahí a pedir ayuda profesional solo pasaron unas semanas.

Acudir al psiquiatra solo fue el principio de una recuperación larga y dolorosa.

Conocía casos cercanos de amigas que habían pasado por problemas de infertilidad. Yo había estado ahí para ellas, intentando acompañarlas en su dolor. Pero nunca jamás pensé que me tocaría a mí. De la misma manera que nunca imaginé que perdería a mi padre, un hombre fuerte como un roble, con 73 años después de una cruel y larga enfermedad.

Me sentía una víctima del destino, estaba llena de rabia y frustración, cabreada con el mundo y conmigo misma.

Déjame decirte que, sin embargo, aunque mi historia es amarga, tiene un final feliz.

Hoy estoy embarazada de 22 semanas de forma natural. Acabo de regresar de mi última ecografía de control. El bebé está sano, por encima del percentil, el latido perfecto y tengo un tripón que ya no puedo esconder. Yo, desahuciada por los médicos y por mí misma. Cuando me miro en el espejo debo confesar que nunca pensé que me vería así, con esa barriga, ese pecho y ese velo especial que tenemos las embarazadas en la cara. Todavía me cuesta creerlo; y la ilusión se junta, todavía, con el miedo.

No fui el tipo de niña que soñaba con casarse y tener bebés. Quería escribir, viajar, vivir aventuras, salir de mi ciudad. Y eso fue lo que hice. No me fue mal. No tenía un instinto maternal como el de otras mujeres; y cuando conocí al que sería mi marido con 30 años no me planteaba ese tipo de cuestiones. Mi vida era casi como un videoclip: trabajaba en el mundo creativo, no me perdía un festival de música, iba a los locales de moda, viajaba todo lo que podía, tenía muchos amigos y un armario a la última. Exprimía la vida a tope.

Me casé con 36 años recién cumplidos y aún quise esperar unos meses para empezar a tener relaciones sin protección. Fui a mi ginecóloga habitual, me hizo un par de pruebas absurdas y me dijo, literalmente (era argentina): "Vayan a clases de salsa, diviértanse, son jóvenes y sanos".

Ni éramos tan jóvenes ni estábamos tan sanos. Tras mi segundo aborto espontáneo, ya en manos de otra especialista, descubrieron los valores hormonales de una premenopaúsica. 0,09 de AHM. Acababa de pasar por un embarazo natural.

La médico, incrédula, me hizo una ecografía exprés "mira, tienes óvulos, esta analítica tiene que estar mal, es imposible a tu edad", me dijo que me recuperara del disgusto durante el verano y que en septiembre nos veríamos.

La analítica era correcta.

Comenzó un calvario de pruebas, visitas a clínicas, sesiones de acupuntura, yoga, vitaminas, suplementos nutricionales, apps de ovulación… que no sirvieron para nada. Acumulé analíticas, informes de especialistas, ecografías, resonancias… en una carpeta verde que llegué a odiar. Mi despensa era como una farmacia. La relación con mi marido empeoró.

Cada día era la misma pregunta: "¿Por qué yo?"

El día que perdí a mi segundo bebé, ingresaron a mi padre en el hospital con un cáncer terminal.

Todavía aguantó un año más, el suficiente como para que pudiéramos despedirnos en condiciones. Contarle a mi padre que había perdido de nuevo al bebé (estaba muy ilusionado) mientras veía cómo la enfermedad y la quimio lo iban devorando es lo peor que me ha pasado en la vida.

El 31 de julio de 2019 falleció mi padre y yo decidí tomarme un descanso del tema.

Estaba agotada física y psicológicamente y ya no sabía ni quién era. Había perdido mi identidad como persona, como mujer, como creativa. La infertilidad se comió mi vida.

El tiempo, la medicación y la terapia ayudaron.

Llegó una pandemia mundial y un confinamiento que, curiosamente, me unió a mi marido más que nunca.

En junio de 2020 decidimos probar con un tratamiento más natural (una minifiv) que resultó ser, además de un auténtico fiasco, la peor experiencia personal de todas.

Pasó el verano, vacaciones familiares, playa. Me hice un tatuaje con la caligrafía de mi padre. Una sesión de terapia de ayurveda en Ibiza. Leía con un hambre voraz, tanto novelas como cuanto libro de fertilidad caía en mis manos. Empecé a seguir cuentas de Instagram que trataban sobre el tema y a meterme en foros en busca de información y consuelo. Estos testimonios me acompañaban, pero también me obsesionaban.

Casi desde el principio, los médicos me habían sugerido la ovodonación. Yo ni sabía de lo que hablaban, de la misma manera que no conocía mi ciclo menstrual ni que contaba con un número limitado de óvulos. Simplemente, porque nadie me lo había contado. Te enseñan a no quedarte embarazada, pero nadie te dice cómo quedarte. O que puedes conseguirlo, pero perderlo. O que tal vez, no lo consigas nunca.

La idea me partió el alma como un témpano de hielo.

En contra de la opinión de mi madre y mi chico, quise hacer un último intento con mis óvulos en una clínica que ofrecía un tratamiento de doble estimulación bastante agresivo. Una nueva bomba para mi cuerpo inflado y mi cabeza con el cortisol revolucionado (estaba con tratamiento de antidepresivos y ansiolíticos).

Me planteé viajar a Venezuela para realizarme un tratamiento experimental con células madre.

Por cosas de la vida, se cruzaron en mi camino dos personas expertas en fertilidad (una de ellas, la autora de este libro) que me recomendaron al mismo doctor. Uno nuevo, una clínica pequeña, un trato muy humano (decían).

Ya metida en el pre tratamiento de doble estimulación en la otra clínica (parches de estradiol y gel de testosterona), me animé a agotar todos los cartuchos, pidiendo una cita con este nuevo doctor.

La cita no fue como esperaba. Tras revisar mi historial, el doctor me mandaba directamente a ovodonación. Si quería podía intentarlo, pero tenía menos de un 10% de posibilidades. Tuve que abandonar la consulta llorando, dejando allí a mi marido.

También me comentó la posibilidad de realizarme una histeroscopia, prueba que otros profesionales habían rechazado al haberme quedado embarazada dos veces y puesto que contaba con una ecografía 3D de altísima calidad donde se percibía, según ellos, un "útero perfecto".

Semanas después acudí a realizarme la prueba. El doctor no me había animado, pero al menos había sido honesto. Estaba claro que no quería sacarnos la pasta. Y eso lo valoramos mucho.

La primera vez lo intentaron sin anestesia, lo cual resultó ser una salvajada. A la segunda me durmieron en quirófano, me hicieron un raspado y tomaron una muestra de tejido. Descubrieron una pequeña anomalía en las células de mi útero que podían dificultar la implantación y me recetaron unos simples antibióticos.

Cuando me dieron los resultados, me sinceré con el doctor, contándole mi idea de hacerme el tratamiento de doble estimulación en la otra clínica. Él no me lo recomendó. Le pregunté si ese último intento podría hacerlo con él y me dijo que lo valoraría.

Al día siguiente, me llamó y me dijo que él, por ética profesional, no quería hacerme una FIV en su clínica ya que mis posibilidades eran mínimas y yo ya había pasado por mucho.

Recuerdo perfectamente el momento de la llamada, era sábado por la mañana y estaba comprando unas flores. La llamada fue un golpe, pero también un alivio.

Llegué a casa y le dije a mi pareja: "Soy estéril". Esa noche salimos a cenar y nos emborrachamos. Estábamos tirando la toalla.

Llamé a la otra clínica y les dije que suspendía el tratamiento, que no me sentía preparada. Empecé a hacer terapia semanal con una experta en fertilidad que me fue de mucha ayuda. Mientras trabajaba mi duelo, empecé a pensar que la ovodonación no era una opción tan mala.

De alguna manera, me sentía liberada. Más serena.

Había decidido dejar de machacarme, recuperarme a mí misma, abrazar a mi niña interior y empezar a valorar lo positivo que tenía en mi vida, que era mucho.

Llegaron las Navidades, pausamos la terapia, me fui al Norte a ver a mi familia.

El 25 de diciembre, paseando al perro por la playa, un arco iris espléndido atravesó el cielo cruzando toda la ciudad. En ese instante supe que era un mensaje de mi padre. Estamos conectados más allá del tiempo, de la distancia, de la vida.

En ese momento no entendí el significado de ese mensaje en forma de arco iris. Tuvo que pasar un día más.

Tenía una falta de una semana, pero había acumulado tantos

negativos y tenía unos ciclos tan locos que no le había dado importancia. Sin embargo, al ser fechas de fiestas y excesos, quería asegurarme.

El 26 de diciembre de 2020 una cuarentona, en el baño familiar, llamó a su madre viuda a gritos para que le ayudara a interpretar un dibujo en la ventanita de un test de plástico. Era un positivo. Bajé de nuevo a la farmacia, compré otro test. Positivo.

Esa noche llegó mi marido de Madrid, envolví el test en papel de regalo y se lo entregué como un obsequio de Papá Noel.

Han pasado casi cinco meses, no está todo hecho ni mucho menos, pero todas las señales dicen que sí, que voy a ser mamá. Ecografías perfectas, latido perfecto, pruebas cromosómicas perfectas. Percentil por encima de la media. Estoy de cinco meses y medio, con un bebé aparentemente sano en la barriga y eso para una pre menopáusica a la que todos desahuciaron, es un auténtico milagro. Le noto moverse dentro de mí. Son sensaciones mágicas que nunca pensé que viviría.

Me encantaría contaros cómo ocurrió. Seguramente la operación ayudó. El pre tratamiento ayudó. La acupuntura ayudó. La terapia ayudó. Las vitaminas ayudaron. La sesión de ayurveda ayudó. Pero en realidad, no sé lo que fue.

Recuerdo odiar comentarios y consejos tipo "ya verás como cuando te relajes..."; topicazos que tengo que reconocer que, en mi caso, podrían tener algo que ver.

Se me quedó grabada una frase de la terapeuta de ayurveda: "Deja de pedirle cosas al Universo y confía en lo que el Universo tiene para ti, que seguro será maravilloso". En tres meses estaba embarazada.

¿Mi opinión? Creo que los médicos saben mucho menos de lo que dicen y, lo que está claro, es que no saben de AMOR.

Este niño es un regalo de mi padre, lo tengo clarísimo. Me enteré de mi embarazo en Navidad y salgo de cuentas el día de mi cumpleaños.

Déjame decirte, hermana, que si yo lo conseguí, tú también puedes.

Pero también, que hay muchos modelos de mujer, muchas formas de vivir la vida, que machacarte como yo hice no sale a cuenta. Estará bien, estarás bien, pase lo que pase. Porque la vida no se reduce a la maternidad. Y el tiempo que perdí intentándolo, no lo voy a recuperar nunca.

Siempre hay opciones para ser mamá, pero por favor, no te destruyas a ti misma por el camino.

Y si al final decides que no puedes más o que no es una prioridad en tu vida, estará bien también.

Yo lo hice, pero el Universo tenía otros planes para mí.

Así que no pierdas la esperanza, pero sobre todo no te pierdas a ti misma.

Confía.

~

Natalia
Azoospermia
Embarazo Fiv con semen de donante

¿Por qué a mí? Quizás esa fue la primera frase que me vino a la cabeza cuando me enteré que no podríamos formar una familia de manera natural.

Sentí rabia, impotencia, un sentimiento de injusticia increíble, mucho dolor y sobretodo muchas ganas de llorar.

Ahora, casi 4 años después, la historia la ves de otro color muy diferente y el poder que te otorga la experiencia suaviza todo lo vivido. Es como cuando subes una cuesta muy alta, el camino es duro pero cuando llegas, apoyas los brazos en las caderas y piensas "lo logré".

Hace 18 años me pregunté por primera vez ese doloroso ¿por qué a mí? cuando empecé a sentir ansiedad debido a una enfermedad de mi madre, la cual me hacía sentir muy impotente.

Fueron días, meses y años en los que me peleaba conmigo misma y esas sensaciones que tanto me aterraban. Pero mi temida ansiedad no podía conmigo ya que yo me negaba a rendirme, quería ser una chica normal y vivir tranquila, tampoco pedía tanto.

Esa ansiedad me limitó y me hizo madurar muy rápido, tanto que me convertí en la cuidadora de mi madre.

Los años fueron pasando y la ansiedad seguía ahí latente hasta que un buen día le conocí a él: el que se convirtió en unos años en mi marido.

Un buen día decidimos que era el momento adecuado para intentar formar una familia y empezó nuestra tormenta.

Y es que muchas veces he pensado que los momentos malos, incluso la ansiedad y los miedos son como una tormenta de esas que te sorprenden sin previo aviso. Los nubarrones aparecen, el viento zarandea los árboles y empieza a llover intensamente.

Cuando pasa eso tienes dos opciones:

- Disgustarte y pensar lo malísimo que es que se haya vuelto el día tan gris. Fustigarte con la situación y victimizarla.
- O bien decir: "esto también pasará y pronto volverá a salir el sol".

Los primeros meses fueron duros, algo no me cuadraba. Todos tenemos en mente la idea de que es relativamente "fácil" quedarse embarazada y fue cuando vino mi gran segundo y temido ¿por qué a mí?: mi tormenta tropical.

Es inevitable victimizarse cuando algo no nos va bien, ¿verdad? Esa tormenta, más que tormenta era un tsunami que me desbordó. Aun así, decidí enfundarme el chubasquero y dar un paso más.

Empecé tomando la mejor decisión de mi vida para tratar mi

problema con la ansiedad: buscar ayuda psicológica.

Ella fue mi porche, mi resguardo, mi chimenea en esos días tan fríos. Ahí empecé mi camino de autoconocimiento del que, a día de hoy aún sigo aprendiendo y del que me siento tremendamente orgullosa.

Pronto decidimos buscar el motivo de nuestra infertilidad y decidí realizarme pruebas por la Seguridad Social. Jamás hubiera imaginado que el destino tenía un capítulo tan difícil para nosotros: mi marido tenía azoospermia, es decir, que en sus muestras de semen no habían espermatozoides.

La noticia nos volcó, no te voy a mentir y jamás me sentí tan perdida. Pero decidí que nada iba a poder conmigo, con nosotros ni con nuestra ansiada familia.

Nos secamos las lágrimas, nos dimos la mano más fuerte que nunca, encendimos nuestro ordenador y buscamos clínicas de fertilidad: fuimos a por ello.

Los recuerdos de esa etapa me aparecen borrosos ya que no me permitía tener tiempo para venirme abajo, tenía que tener toda mi mente y todo mi corazón en lo que estábamos haciendo. Me visualizaba enfundada en una gran coraza peleándome con el mayor de los dragones junto a mi marido. Una lucha en la que a veces a mí me flaqueaban las fuerzas y allí estaba él y viceversa.

Operaron a mi marido para ver si dentro de sus testículos había algún rayo de esperanza, ese rayo de luz que tanto esperábamos.

Verle allí, dispuesto a todo por nuestro sueño me hizo quererle aún más.

El día en que recibimos el diagnóstico final no supe qué decirle. Nuestra única opción era un donante.

Su primera respuesta fue un "no". Pasamos unos días muy serios, preocupados y pensé en dejar de luchar porque no podía hacerlo sin su apoyo. Pero a los pocos días, me miró y me dijo: "quiero ser padre, cariño". Y nos fundimos en un abrazo que jamás olvidaré.

Tuvimos que tomar muchas decisiones decisivas en nuestras vidas y si algo me enseñó esta situación es que el amor todo lo puede, todo lo mueve y es el bálsamo que nos alivia de las heridas más profundas.

Hoy tenemos un niño precioso fruto de ello y siempre que miro atrás no puedo dejar de dar las gracias a la ciencia y sobre todo a esa persona que en un acto altruista decidió ayudarnos sin saberlo.

Mucho se habla de la ovodonación y de lo valientes que son las donantes femeninas por someterse a esos tratamientos para donar óvulos pero, ¿qué hay de los donantes masculinos?

Sólo porque su manera de donar sea aparentemente más sencilla que la de las mujeres no les quita mérito para hacer lo que hacen.

Hoy quiero darle las gracias a él, a ese ángel de la guarda que nos bendijo con la mayor de nuestras alegrías. Quiero decirle que gracias a él, esta tormenta ha quedado en eso, en una tormenta. Él fue ese resquicio de luz que siempre aparece y que te da la esperanza de que todo va a salir bien.

Pero sobretodo quiero aplaudir la valentía de mi marido, por soplar tan fuerte a esos nubarrones y no soltarme nunca de la mano. Sé que nos van a venir algunos chubascos, es lo que tiene eso de "vivir", pero estoy segura de que jamás me acobardaré cuando lleguen, porque dentro de mí tengo a la mujer más valiente y capaz que he conocido nunca.

Gracias a ti también, Carmen, por ayudar a todas esas mujeres que están empapadas bajo la lluvia. Estoy segura que, de tu mano podrán averiguar ese hermoso cielo soleado que tienen dentro de cada una de ellas.

~

María
Menopausia precoz
Embarazo por Ovodonación

Soy María, me considero una mujer fuerte, asertiva y luchadora. Creo que las hadas madrinas existen y que seguramente estén a nuestro lado, por todas partes, pero que no somos capaces de reconocerlas.

Me describo así porque a día de hoy la vida me ha hecho de esta manera, por muchas circunstancias, y una de ellas es porque le gané la guerra a la infertilidad.

Le gané la guerra pero también perdí batallas cuando era una persona frágil, tan frágil como esa copa de cristal fino con la que alegremente celebras y de repente se cae al suelo rompiéndose en mil pedazos y es imposible recomponer.

La primera vez que me sentí así tenía solo 26 años y mi mayor ilusión era cumplir mi sueño de ser madre, algo que anhelaba desde niña.

Tenía unas ganas infinitas y muchísima ilusión y la fortuna de tener al hombre perfecto a mi lado.

Pero el tiempo pasaba y el embarazo no llegaba. Fui a una revisión ginecológica de rutina y el mundo se me cayó encima.

—Cariño, esta analítica no nos da buenas noticias. Tienes menopausia precoz.

Las posibilidades de quedar embarazada con este diagnóstico eran prácticamente nulas. No podía dejar de llorar.

Jamás me recompuse de esa noticia pero poco a poco la fui asimilando.

A partir de ese momento, siguieron más pruebas y más analíticas y un día, un ginecólogo poco humano y nada empático me dijo que estaba seca y que lo único que podía hacer era ahorrar para una ovodonación.

Esa palabra resonaba en mi cabeza sin parar, valoraba demasiado la genética y me resistía a aceptarlo.

Caí en un pozo oscuro lleno de fango en el que cada embarazo de mi entorno me hundía cada vez más. No había luz ni esperanza.

Pasaron 3 años de infierno y una noche un personaje televisivo dijo en una entrevista que sería madre por gestación subrogada. Y en ese momento me rompí.

Esa noche lloré desconsolada con miles de sentimientos encontrados. Rabia, mucha rabia porque me sentí tonta, egoísta y ciega. Mi marido me abrazaba mientras yo no tenía consuelo. A la mañana siguiente le dije que había tomado una decisión y era ser papás por ovodonación.

Le hice el hombre mas feliz del mundo.

Encontré una clínica que cuadraba con lo que yo quería y ahí apareció mi primera hada madrina: una compañera del colegio trabajaba casualmente ahí y, además, era la coordinadora de ovodonación.

Comencé a tener esperanza aunque el camino fue largo y con muchos altibajos. Después de mi histeroscopia sonó el teléfono:
– María, tenemos donante.

Y ahí apareció mi otra hada madrina. Una mujer que sin conocerme de nada, me ofrecía la posibilidad de poder cumplir mi sueño.

Todo marchó sobre ruedas. Me devolvió la vida. Gracias a ella conseguimos siete embriones. Siente posibilidades de ser mamá.

Llegó el gran día y por fin me transfirieron un blasto precioso.

Ese día dejé en la clínica una carta que escribí para ella, una carta donde le agradecí con toda mi alma el regalo tan grande que nos había hecho.

Conseguí salir del pozo oscuro y conseguí tener en mis brazos lo más bonito de mi vida, mi mejor decisión.

La magia continuó, hasta el punto de que mi hijo y yo somos dos gotas de agua, todo el mundo dice lo mucho que se parece a mamá y no puede ser más cierto. Y nuestra conexión es increíble.

Mi historia, me ha hecho creer en las hadas madrinas.

A día de hoy, mi hijo, con ahora 4 años, sabe que gracias a ellas (mi amiga, mi ginecóloga y la más importante mi donante), él y nosotros estamos juntos.

Por eso lo maravilloso de los sueños es que a veces se cumplen. Y él es mi sueño hecho realidad.

Gracias hada madrina por devolverme la vida.

Epílogo

Sin lugar a dudas, la búsqueda de embarazo ha sido para mí una experiencia que ha cambiado mi vida por completo. He sufrido mucho, pero también he aprendido.

Hoy, gracias a mi experiencia sumada a todas las historias que he conocido en los últimos años, puedo afirmar varias cosas.

- Hay muy pocos embarazos que no se puedan conseguir. Son muchos los avances a nivel médico-reproductivo y gracias a ellos, millones de mujeres, que no consiguen embarazarse de manera espontánea, se han convertido en mamás.

- Una vez me dijeron que el que más aguante psicológico tenía es quién ganaba la batalla. Y hoy por hoy, estoy de acuerdo. Son muchos factores los que influyen, obviamente, pero el factor psicológico es uno de los más importantes. Hay que estar fuerte, aprender a vivir el presente, pensar con positividad y no mirar al vecino.

- Cuando se presentan dificultades, es mejor no correr. Seguramente te dirán que tu reloj biológico no se para, que sigue, pero es importante hacer unas cuantas cosas antes de someterse, por ejemplo, a un tratamiento de reproducción asistida. Un cambio de hábitos y llevar una vida más saludable es crucial y muy relevante. Hay que hacer "una puesta a punto" en condiciones. Eso te va a ayudar más de lo que crees.

- Tener problemas de fertilidad no es algo que haya que esconder. No es algo vergonzoso y no nos convierte en "menos" mujeres o "menos" hombres. Es una enfermedad, y así ha sido reconocida por la OMS. Y por ello, al igual que cualquier otra enfermedad, tenemos derecho a que nos traten y a que nos respeten. Cada vez son más personas las que tienen algún tipo de fallo reproductivo y tenemos que empezar a normalizarlo. También está en tus manos.

- Los milagros existen. He podido ver con mis propios ojos muchísimos embarazos que han llegado de manera espontánea contra todo pronóstico.

- Solo tú tienes el poder de decidir hasta cuánto quieres aguantar. Sigue si quieres seguir y para cuando así lo necesites. Cualquier decisión que tomes, es la correcta.

Te mando todo mi cariño, fuerza y energía positiva, para que tu camino hacia la maternidad sea más dulce y llevadero. Para que lo vivas con ilusión y esperanza porque tarde o temprano, serás tú quién se convierta en MAMÁ.

Agradecimientos

Quiero dar las gracias:

A las cinco mujeres que han participado con su historia en este libro. Gracias por vuestra valentía, por abrir el corazón sacando afuera vuestros sentimientos removiendo lo más hondo y por ayudarme a dar voz a la infertilidad porque vosotras representáis a miles de mujeres que pasan por esto cada día. Gracias Raquel, María, Esther, Rebeca y Natalia.

Gracias a todas las mujeres y hombres que habéis contado conmigo para acompañaros en vuestra búsqueda de embarazo. El regalo que me hacéis cada día, compartiendo un trocito tan importante de vosotros, es incalculable.

Gracias a todas las que me seguís en RRSS por vuestro aliento, compañía, confianza, likes, comentarios y mensajes privados. Gracias por creer en mí y por contar con mi opinión para cada paso que dais en la búsqueda. Sois muy grandes. Gracias a vosotras, hoy soy mejor persona. Os debo mucho.

Gracias a todas las que formáis parte de Creando una Vida. Sin vosotras, esta Comunidad para buscadoras de embarazo no sería lo que es. Sois apoyo, acompañamiento, inspiración, ayuda. Gracias a vosotras cientos de mujeres no se sienten solas, tienen un espacio donde informarse y donde llorar, donde expresar sus emociones, donde resolver sus dudas. Gracias a vosotras aprendí que el positivo de una es la esperanza de las demás. El día llegará para todas y juntas lo celebraremos.

También quiero dar las gracias a todos los médicos y profesionales que han creído en mí desde el principio, que han apoyado mi proyecto Creando una Vida, aportando sus conocimientos para que dispongamos de información veraz con la que tomar decisiones acertadas. Gracias por haberme hecho ver que este espacio es muy importante para la sociedad ya que con él, se disipa mucho sufrimiento. Acompañamiento e información, esa es la clave. Gracias especialmente al Dr. Collazos y a la Dra Subirá por resolver siempre todas mis dudas, al Dr. Bosch, por haberme tendido la mano desde el minuto uno en Creando una Vida, a la Dra. Alecsandru por todas sus palabras de apoyo y de ánimos para continuar.

A Claudia (SuddenlyThis), compañera y amiga. Por tu perseverancia y tesón y por compartir conmigo ese "algo" especial que nos impulsa a seguir dando voz a la infertilidad. No hemos elegido un camino fácil pero con tu compañía y apoyo es infinitamente mejor.

Quiero dar las gracias a Blanca Garelly porque sin saberlo, has sido inspiración para mí. Una mujer fuerte, inteligente, luchadora y empoderada que sólo impulsa hacia arriba.

Jose y Coral, vosotros me habéis hecho ver que las verdaderas amistades no solo llegan en la infancia o juventud. Gracias por enseñarme a enraizarme con la tierra, por ayudarme con vuestra sensibilidad a educar a mis hijos, gracias por quererme incondicionalmente y gracias por tenderme la mano siempre. Echo de menos tus "delivery" Coral.

A Lolita, a los dos Juan Luis, Mariló y Paloma. Siempre, siempre estáis los primeros, para todo, en cualquier momento. Mis éxitos los hacéis vuestros, mis debilidades me ayudáis a afrontarlas y mi dolor lo cogéis con vuestras manos para que sea más liviano. Gracias siempre familia.

Maribel y César, gracias por vuestro apoyo incondicional, vosotros siempre lo véis todo bien aunque no lo esté, solo por el simple hecho de venir de nosotros.

A mi hermano, porque sin palabras me expresa su asombro y apoyo. Noto en tus ojos el orgullo que sientes por mí.

Papás, que puedo decir. Siempre me habéis visto capaz de todo y nada os sorprende ya. Gracias por haberme hecho entender que no se puede gustar a todo el mundo, y que no pasa nada. Gracias por haberme impulsado a intentarlo todo, porque si no funcionaba, ahí estarías para sostenerme. "Ve, y si no funciona, pues vuelves". Gracias.

Y a ti mi gorci. Tú eres el único capaz de sacar de mí cosas que nadie ha visto nunca. Me cogiste de la mano y nunca me soltaste, te subiste a mis sueños, ilusiones y batallas. Hiciste tuyo lo mío para ayudarme a lograrlo. Tú me has convertido en quién soy hoy, una buena persona que confía en sí misma. ¿Hay algo más importante que la autoestima? Gracias por haberme ayudado a recuperarla y hacerme creer que soy capaz de cualquier cosa que me proponga. Te amo.

Y a mis pequeños, el motor de mi vida. Vinisteis a cambiar mi mundo y a hacerlo infinitamente mejor. Tan pequeños y tan fuertes.

Únete a Creando Una Vida

ESCANEA ESTE CÓDIGO PARA DISFRUTAR DE 1 MES GRATIS.

Quiero darte las gracias por haber comprado este libro para acompañarte en tu búsqueda de la fertilidad. Por ello, me gustaría invitarte a disfrutar de un mes gratis en la Comunidad para buscadoras de embarazo Creando una Vida. Ojalá pueda ayudar a que tu camino sea más llevadero.
Información y acompañamiento, esa es la clave.

creandounavida.com